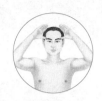

按摩找穴取穴
速查全书

张　威○编著

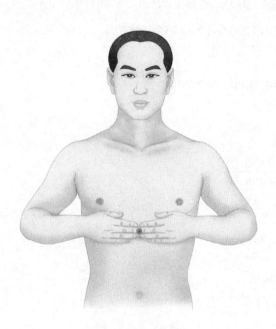

天津出版传媒集团

天津科学技术出版社

图书在版编目（CIP）数据

按摩找穴取穴速查全书 / 张威编著 . —天津：天津科学技术出版社，2013.11
（2023.11 重印）

ISBN 978-7-5308-8433-1

Ⅰ . ①按… Ⅱ . ①张… Ⅲ . ①穴位按压疗法 Ⅳ . ① R245.9

中国版本图书馆 CIP 数据核字（2013）第 250327 号

按摩找穴取穴速查全书
ANMO ZHAOXUE QUXUE SUCHA QUANSHU
策划编辑：刘丽燕　张　萍
责任编辑：孟祥刚
责任印制：兰　毅
出　　版：天津出版传媒集团
　　　　　天津科学技术出版社
地　　址：天津市西康路 35 号
邮　　编：300051
电　　话：（022）23332490
网　　址：www.tjkjcbs.com.cn
发　　行：新华书店经销
印　　刷：德富泰（唐山）印务有限公司

开本 720×1 020　1/16　印张 18　字数 300 000
2023 年 11 月第 1 版第 3 次印刷
定价：58.00 元

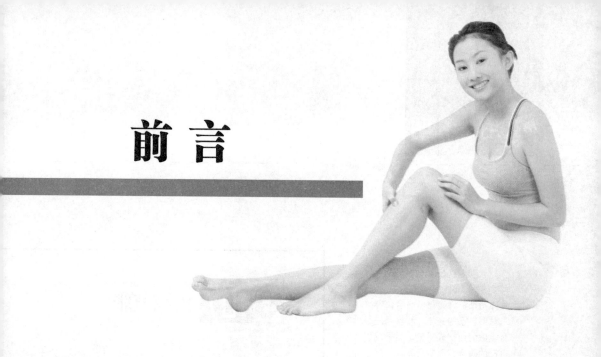

前　言

　　按摩通过施加一定的手法于穴位上，可以放松肌肉、解除疲劳、调节人体机能，具有提高人体免疫能力、疏通经络、平衡阴阳、延年益寿之功效。对于一些常见病，如鼻炎、头痛等，按摩几乎能收到立竿见影的治疗效果；对于一些较为严重的疾病，如高血压、糖尿病等也有很好的调理保健功效，是一种有效的辅助治疗手段，而且经穴按摩几乎不产生任何副作用。

　　人体共有360余个经穴，按摩不同的穴位可以收获不同的功效，但是如果患者找不准穴位的具体位置，按摩力度不够或过重，都达不到应有的效果。为了帮助读者找准穴位，快速取穴，我们编写了《按摩找穴取穴速查全书》，本书旨在帮助你快速、准确地对症找到穴位，彻底解决动作不到位，穴位找不准的问题，为你的健康保驾护航。

　　本书分为12章。前3章主要是介绍按摩的基础知识、人体上的特效按摩穴位、对人体五脏六腑有保健和治疗作用的穴位等。第4章到第10章重点介绍内科，外科，五官，妇科，男科，儿科等各科疾病的按摩治疗手法。第11章的内容是按摩美容，主要为女性介绍常见美容问题的按摩治疗手法。第12章的内容是按摩塑身，主要介绍针对身体各部位的按摩减肥疗法。其中，每一种病症分为病症概述、病理病因、对症按摩、精确取穴、按摩步骤、注意事项等几个部分。为方便读者使用，本书在按摩步骤这一部分中，特别采用了真人照片图解，让读者可以一看就懂，一学就会。期间还穿插了"对症食疗"的内容，以达到内外兼治、事半功倍的治疗效果。

病症概述

解说每种疾病主要症状的具体特征，读者可以结合该部分来对照自己的身体，看自己是否有类似的症状或感觉，尽早发现自己的病情，尽早治疗。

病理病因

从西医或中医的角度分析该疾病产生的原因，帮助读者了解该疾病的病理特征。了解了病因病理，读者就可以防微杜渐，防止该疾病的发生或减缓其侵害人体的速度。

健康贴士

温馨的健康贴士，提示该疾病应该注意的生活细节，以及有效的防范和治疗方法。从小处着手，减少发病概率，减缓病情发展。

食疗保健

针对疾病特别配置的营养健康食疗，可以配合按摩食用，也可单独食用。按摩与食疗，二者相辅相成，相得益彰，双管齐下，治疗效果更佳！

WEI CHANG QI ZHANG

07 胃肠气胀

病症概述

胃肠胀气以腹胀、频繁嗳气及矢气为主要临床表现的病症，称之为胃肠气胀症。吞气过多，摄入的食物产气过多，消化吸收不良，均可导致胃肠气胀症。主要症状为腹胀，餐后更加明显，部分或全腹疼痛。嗳气、矢气后，腹胀及腹痛减轻。

病理病因

胃肠气胀是由于多种原因引起的胃肠道不通畅，或梗阻胃肠道的气体不能随胃肠蠕动排出体外而积聚于胃肠道内。胃肠道不通畅，肝、胆、胰腺疾患都会产生胃肠气胀。进食过快、癔病性吞气、内镜检查注气过多，服用产气过多的食物或药物等也会产生胃肠气胀。

健康贴士

一日三餐要合理分配，一般吃八分饱，勿过食，以适应胃肠的消化能力，吃得太多易发生消化不良和胀气。汤应该在餐前喝，水果应该在两餐之间吃，空腹吃较好，尽餐后喝汤和餐中、餐后吃水果。

少吃含高淀粉的产气类食物，如萝卜、土豆、红薯、芋头、南瓜、板栗、汽水、牛奶、菜椰等。也不适宜吃乳制品、豆类、油炸等食物，以及蜜饯和过量的粗纤维食物等。

🍵 食疗保健

山楂麦芽茶：山楂10克，炒麦芽10克，开水500毫升，将山楂和麦芽放到杯子里，用开水冲泡5分钟，过滤掉渣后即可当作茶来饮用。

红枣橘皮茶：橘子皮4克，生姜4片，红枣8颗，水适量。将所有材料洗净，红枣剥皮，一同放入锅中，用中火熬煮5分钟，滤渣饮用。

麦芽茶：麦芽10克，绿茶1包，水适量。将所有材料放入锅中，以中火熬煮5分钟，滤渣饮用。

140 按摩找穴取穴速查全书

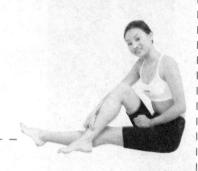

 对症按摩

精确取穴

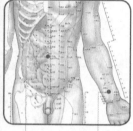 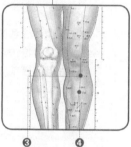

① 神阙
位于脐窝正中

② 内关
前臂正中，腕横纹上2寸，在桡侧屈腕肌腱同掌长肌腱之间取穴。

③ 足三里
外膝眼下3寸，距胫骨前嵴1横指，当胫骨前肌上即是。

④ 上巨虚
小腿前外侧，当犊鼻下6寸，足三里与下巨虚连线的中点。

精确取穴

在人体穴位挂图上用牵线标出穴位，并附加穴位位置的文字说明，十分的生动形象，让读者可以迅速辨认穴位位置。

按摩步骤 ▼

 step **1** ←
按摩部位：神阙
按摩手法：摩法
按摩时间：2分钟
按摩力度：★★

→ step **2**
按摩部位：内关
按摩手法：拇指按揉
按摩时间：1分钟
按摩力度：★★★

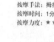 step **3** ←
按摩部位：足三里
按摩手法：拇指按揉
按摩时间：1分钟
按摩力度：★★★★

→ step **4**
按摩部位：上巨虚
按摩手法：拇指按揉
按摩时间：1分钟
按摩力度：★★★★

按摩步骤

这是疾病的按摩步骤，建议读者按步骤进行按摩，依循疾病治疗的连贯性原则，才更容易达到相辅相成的良好疗效。

照片展示

真人照片展示按摩部位的宏观位置以及取穴方法、按摩手法，更为明白和直观。

目　录

第3章 人体脏腑的四大护法

第4章 对付小毛病的按摩疗法

第5章 慢性病用按摩来调理

第6章 内科疾病的按摩治疗

第7章 外科疾病的按摩治疗

第8章 五官疾病的按摩治疗

第9章 妇科、男科的按摩治疗

小儿疾病的按摩治疗 第10章

女性必学的美容穴 第11章

按出好身材的减肥穴 第12章

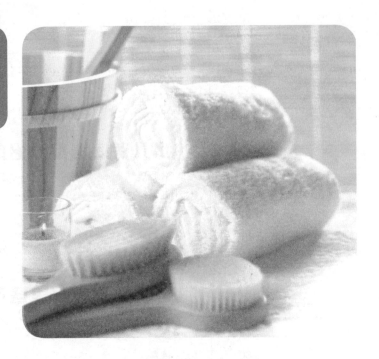

第 1 章

按摩的基本常识

　　按摩的历史在中国可谓源远流长，经过千百年人的积累和改善，按摩发展成了一种非常完善且极具特色的治疗方法。本章主要简要介绍按摩的历史与原理，从按摩手法、按摩工具、按摩体位、按摩润滑剂等几个方面来概述按摩的特质。同时，本章还特别介绍了按摩的注意事项及按摩的适用证和禁忌证，方便读者查阅参考。

本章看点

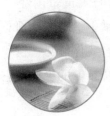
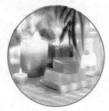
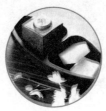
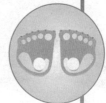

一 按摩历史与原理

按摩是一种自然的物理疗法，它是根据病人的具体病情，利用按摩者的双手在体表相应的经络、穴位、痛点上，使用肢体活动来防治疾病的一种方法。按摩能调节机体的平衡和神经功能，改善血液循环，促进炎症的消退和水肿的吸收，整骨理筋，解痉止痛，润滑关节，松解粘连，提高机体的抗病能力。随着人类社会的进步和人们生活水平的提高，对无损伤、无副作用的自然疗法需求与日俱增，按摩疗法已受到人们的高度重视。而且，按摩疗法简便易学，不受场地的限制，无需特殊的器械设备，疗效显著，安全可靠，经济实惠。运用得当，便可获得事半功倍的效果，

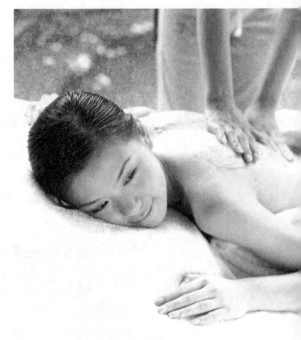

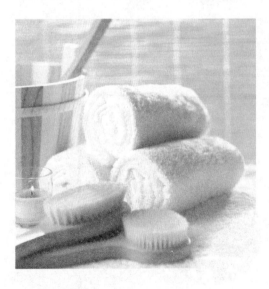

因此，越来越多的人开始用这种方式来治病强身。

中国的按摩科学早在原始社会就已经产生了。在黄帝时期，一个叫俞跗的人在祖先经验的基础上，总结出了"古代按摩八法"，其中一些手法具有很好的保健作用。

2000多年前的《黄帝内经》，是我国现存医学文献中最早的一部总结性著作。这本书对自我保健与"精、气、神"学说做了系统精辟的论述。它不仅

为按摩治病奠定了理论基础，也为自身保健、美容按摩技术的普遍应用奠定了理论基础。

在秦汉时代，按摩常用来治疗"筋脉不通""肢体麻痹不仁"，寒泾所致"肌肉坚紧"及"寒气容欲肠胃之间，膜原之下"等症。《汉书·艺文志》载有《黄帝岐伯按摩十卷》，此书可能是我国第一部按摩专著。可见利用按摩来进行疾病治疗在古代已颇为盛行。如三国时期名医华佗发明的五禽戏，能防病治病、健身美容。

隋代巢元方等人编著有《诸病源候论》，这本书也介绍了许多按摩方法。如"摩手掌令热以摩面，从上下二七为止，去肝气，令面有光。有摩手令热，令热从体上下，名曰干浴，令人胜风寒时气，寒热头痛，百病皆愈。"这段话生动而准确地描述了脸部、全身的按摩方法和效果。

按摩不仅在中国历史悠久，在古希腊和古罗马，人们也把按摩作为治疗多种疾病的手段。在科学日新月异的今天，按摩同样大放异彩，深受各国人民的欢迎和喜爱。

按摩手法是按摩的手段。按摩时，手法的熟练程度及正确与否对按摩疗效起着至关重要的作用。本节将介绍按摩时常见的按摩手法。

（一）推法

以指、掌、拳或肘部着力于身体体表一定穴位上，进行单方向的直线或弧形推动的方法，称为推法。具体操作手法又分为直推法、平推法、分推法、合推法和旋推法。推法可在人体各部位使用，具有行气活血、疏通经络、舒筋理肌、消积导滞、解痉镇痛、调和营卫等作用。推法操作时，着力部位要紧贴皮肤，用力要稳，速度要缓慢均匀。

平推法

平推法是推法中用力较重的一种手法，动作要求用力放稳，速度放缓。根据治疗部位和病情的不同，可分为拇指平推法、掌平推法、拳平推法和肘平推法四种。（如图1）

直推法

用拇指桡侧缘或示指、中指螺纹面在按摩部位做直线单方向动作，称为直推法。直推法要求动作轻快连续。

（二）拿法

"捏而提起谓之拿"。拿法也是保健按摩常用手法之一。用大拇指与示指、中指或大拇指与其他四指相对用力，呈钳形，持续而有节奏地提捏或捏柔肌肤。包括三指拿、四指拿、五指拿三种。拿法刺激较强，多作用于较厚的肌肉筋腱，具有祛风散寒、通经活络、行气开窍、解痉止痛、去瘀生新等作用。（如图2）

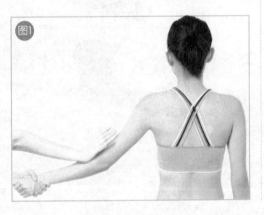

图1

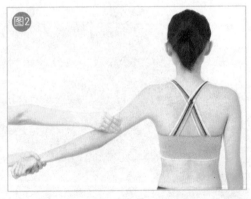

图2

（三）按法

用手指、手掌置于体表之上，先轻后重，逐渐用力向下压某个部位或穴位。又称压法、抑法。按法具有安心宁神、镇静止痛、开闭通塞、放松肌肉、矫正畸形等作用。指按法适用于全身各部腧穴，掌按法常用于背腰、下肢，肘按法常用于背腰、臀部、大腿等肌肉丰厚部位。按法常常与揉法结合，组成了按揉复合手法。

指按法

用拇指、示指、中指的指端或螺纹面垂直向特定部位按压。（如图3）

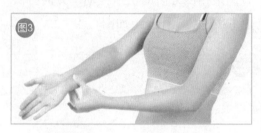

图3

肘按法

将肘关节弯曲，用突出的尺骨鹰嘴着力按压特定部位。（如图4）

掌按法

用手掌根部着力向下按压，可用单掌按或双掌按，亦可双手重叠按压。（如图5）

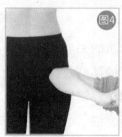

图4

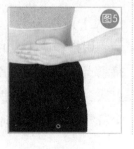

图5

（四）摩法

用手指或手掌在身体特定部位做逆时针或顺时针的环形摩动，或直线往返摩动。用摩法轻柔缓和，常用于胸腹、胁肋部操作，具有理气和中、行气和血、消积导滞、祛瘀消肿、健脾和胃、清肺排浊等作用。

掌摩法

用手掌掌面附着于施术部位，做有节律的环形摩动。（如图6）

指摩法

示指、中指、无名指相并，指面附着于特定部位按顺时针或逆时针环转运动。（如图7）

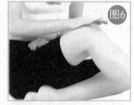

图6

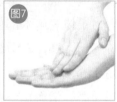

图7

（五）捏法

用拇指和其他手指对合用力，均匀地捏拿皮肉，称为捏法。捏法常用于头颈、项背、腰背及四肢，具有舒筋活络、行气活血、消积化瘀、调理脾胃等作用。

两指捏法

用拇指指腹和中指中节桡侧面相对用力，将肌肉提起做一捏一放的动

作。（如图8）

用手掌大鱼际或掌根着力于施术部位做轻柔缓和的揉动。（如图11）

三指捏法

用拇指直面顶住皮肤，示指和中指在前按压，三指同时用力提拿肌肤，双手交替向前移动。（如图9）

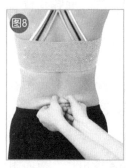
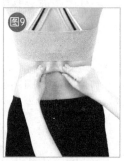

（六）揉法

揉法是常用按摩手法，是用手掌大鱼际或掌根、全掌、手指螺纹面部分，着力于体表施术部位，做轻柔和缓的回旋揉动。揉法轻柔缓和，刺激量小，适用于全身各部位，具有宽胸理气、消积导滞、活血化瘀、消肿止痛、祛风散寒、舒筋活络、缓解痉挛等作用。

指揉法

用拇指、示指、中指的指端或螺纹面垂直向特定部位按压。（如图10）

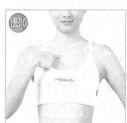
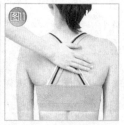

（七）搓法

用双手掌面夹住肢体或用单手、双手掌面着力于施术部位，做交替搓动或往返搓动，叫作搓法。具体手法包括夹搓法和推搓法两种。

夹搓法

以两手掌面夹住需按摩部位，以肘关节和肩关节为支点，前臂与上臂部发力，做相反方向的快速搓动，并同时做上下往返的动作。（如图12）

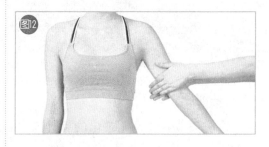

推搓法

用单手或双手掌面着力于施术部位或穴位。以肘关节为支点，前臂发力，做快速的推拉动作。

（八）点法

用指端或屈曲的指间关节部着力，持续点压，刺激患者的某些穴位，称为点法。点法作用面积小，刺激大，用于全身穴位，具有疏通经络、活血止痛、开通闭塞、调理脏腑等作用。

屈指点

包括屈拇指点和屈示指点法。即弯曲手指时，用拇指指关节桡侧或示指近侧指间关节点压施术部位。（如图13）

拇指点

用拇指指端按压体表穴位。（如图14）

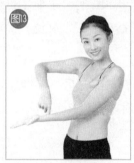
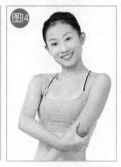

（九）拍法

以手指、手掌为着力部位，附着于体表一定部位，进行平稳而有节奏的拍打动作，称为拍法。拍法主要作用于肩背、腰臀及下肢部，具有舒筋活络、行气活血、解除痉挛等作用。

主要用于治疗四肢麻木、半身不遂、肌肉萎缩、风湿性疼痛、局部反应迟钝、肌肉痉挛等病症。（如图15）

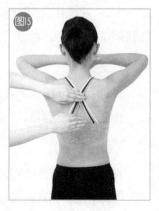

（十）击法

用拳背、掌根、掌侧小鱼际、指尖棒击身体一定部位或穴位。指击法多用于头部，拳击法多用于腰背部，小鱼际击法多用于腰背、下肢，掌击法多用于腰臀下肢。本法具有舒筋通络、调和气血、提神解疲等作用。

指击法

用手指末端着力击打。（如图16）

拳击法

手握空拳，用拳背或小鱼际侧击打，称为拳击法，又称捶打。（如图17）

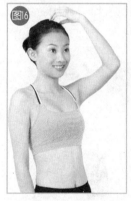
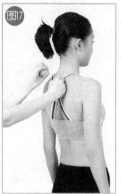

小鱼际击法

手掌伸直，用单手或双手小鱼际着力击打。（如图18）

掌击法

手指自然松开，用掌根部击打，称为掌击法。（如图19）

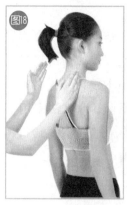
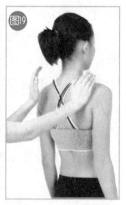

（十一）掐法

用拇指指尖着力，重按穴位而不刺破皮肤的方法，称掐法，又称切法、抓法。本法常用于人中或十宣等肢端较敏锐的穴位，具有开窍醒脑、回阳救逆、调和阴阳、疏通经络、运行气血等作用。（如图20）

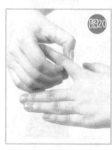
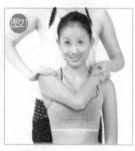

（十二）扳法

用双手做反向或同一方向用力扳动肢体，使受术的关节在正常活动范围内被动达到最大限度活动。此法常与其他手法配合应用于颈、腰等全身关节，具有纠正错位、解除粘连、通利关节、舒筋活络等作用。（如图21）

（十三）摇法

用双手分别握住患者关节，在关节的生理活动范围内，使关节做前后屈伸、左右屈伸或环转摇晃等被动动作，叫作摇法。摇法适用于颈、项、肩、腰及四肢关节，具有润滑关节、松解粘连、整复错位等作用。

摇颈法

用一手扶住患者头顶，另一手拖住其下颊，左右适度环转摇动。（如图22）

摇肩法

用一手扶住患者肩部，另一手握住其手腕部或托住其肘部，做环转活动。（如图23）

摇腰法

患者取坐位，按摩者用双腿夹住患者的一条腿，双手分别扶住其两肩，用力向左右旋转摇动。（如图24）

摇髋法

患者仰卧，按摩者一手托住患者足跟，另一手扶住膝部使膝关节屈曲，然后将髋关节做环转摇动。（如图25）

摇踝法

按摩者一手托住患者的足跟，另一手握住其足趾部，做环转摇动。（如图26）

摇腕法

按摩者一手握住患者前臂远程，另一手握住其手掌，做环转摇动。（如图27）

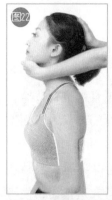

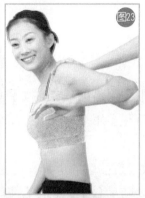

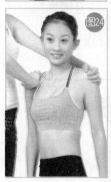

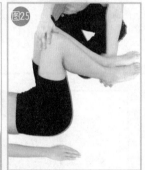

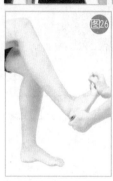

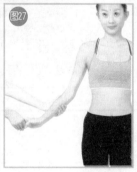

用于胸腹胁部；小鱼际擦法温度较高，多用于腰背臀部；大鱼际擦法温度适中，可用于全身各部。擦法操作时可涂抹润滑油，在本法操作后，不宜在该处再进行其他手法，以免皮肤损伤。

掌擦法

用手掌面紧贴皮肤进行摩擦。（如图28）

指擦法

将示、中二指或示、中、无名三指并拢，用螺纹面进行摩擦。（如图29）

鱼际擦法

用大鱼际或小鱼际紧贴施术部位往复摩擦。（如图30）

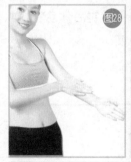

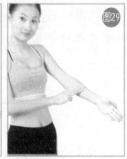

（十四）擦法

擦法是按摩常用手法之一，用手指或手掌着力于一定部位，做前后左右直线往返摩擦，使患者体表产生一定热度。擦法可用于身体各部，具有行气活血、疏通经络、消肿止痛、健脾和胃、温阳散寒等作用。掌擦法温度较低，多

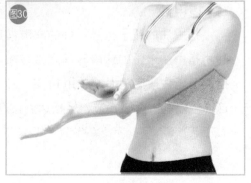

三 按摩工具

按摩穴位时，有时手不容易用力，这时如果借助一定的按摩工具来进行按摩，往往会起到事半功倍的效果。日常生活中有很多用品可以当作按摩的道具，市面上也有很多专门用来进行按摩的专业工具。

材质坚硬且细长的东西最适合用来做穴道按摩的道具。当觉得头痛、眼睛疲劳、工作效率低下、精神无法集中时，只要随手拿起桌上的笔进行穴道指压，便可立刻改善精神状态，提高工作效率。

▶ 圆珠笔

手指尽可能地握住笔的前端，用笔头指点或按压穴位。这样既能保证施力平均，更具有固定施力方向的作用。按压穴道的节奏是3～5秒钟后休息3分钟，如此循环重复几次即可。注意不要使用过于尖锐的笔尖部位。

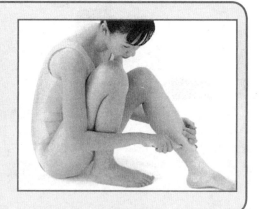

▶ 指甲油

指甲油的瓶子也是很好的穴道按摩工具，女性朋友大可利用指甲油未干的这段时间来做按摩。瓶盖顶住穴道，用四指关节压住瓶底施力，并用1、2、3、4的节奏来进行指压，这样就能刺激手心穴道，轻松达到按摩的预期功效。

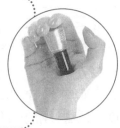

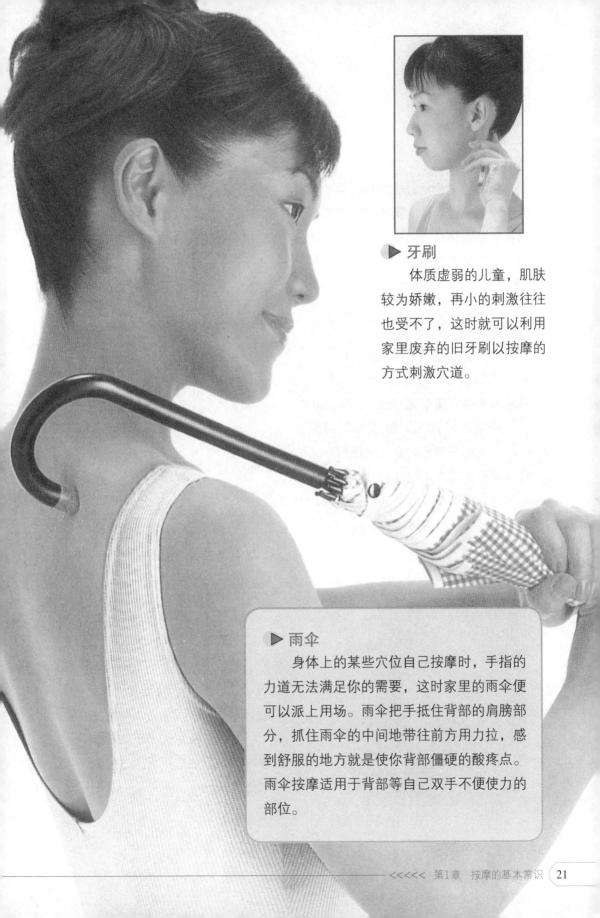

▶ 牙刷

体质虚弱的儿童，肌肤
较为娇嫩，再小的刺激往往
也受不了，这时就可以利用
家里废弃的旧牙刷以按摩的
方式刺激穴道。

▶ 雨伞

身体上的某些穴位自己按摩时，手指的
力道无法满足你的需要，这时家里的雨伞便
可以派上用场。雨伞把手抵住背部的肩膀部
分，抓住雨伞的中间地带往前方用力拉，感
到舒服的地方就是使你背部僵硬的酸疼点。
雨伞按摩适用于背部等自己双手不便使力的
部位。

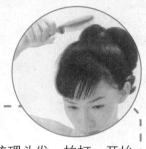

▶梳子

　　紧握梳子把柄轻轻地拍打头皮，或者用梳子缓慢地梳理头发。拍打一开始先慢慢地、轻轻地，再逐渐增加强度，其技巧要有节奏感。采用此种手法能改善头部血液循环，消除头部、眼部的疲劳，同时也具有护发的功效。应选用木质、宽齿梳子为佳。

▶牙签

　　牙签在按摩时可以单用，也可以绑起来用。用牙签较平的一端来刺激鼻翼两侧的穴道能起到改善鼻塞的功效。用橡皮筋将20～30支牙签绑成一束。这样按摩起来会比只使用一支牙签的刺激效果来得温和。此方法适合用来刺激孩童及体力较差的患者，刺激颈后具有改善体质的效果。

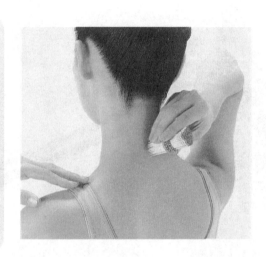

▶叉子

　　叉子是最适宜孩童及老人所使用的穴道刺激道具，可用来刺激手脚及头部。刺激小指根部的穴道有预防感冒的功效，用叉子触压此处持续3秒钟后休息2秒钟，如此循环反复几次即可。操作时先用叉子碰触皮肤，再慢慢地使力。注意不可太过用力，以免划伤皮肤。

▶ 高尔夫球

手臂：手臂自手腕到手肘的部分可分成四个按摩点来指压，此法可有效消除前臂的疲惫感。指压时应注意，由于手腕部位较为狭窄，球很容易产生滑动，所以按摩时要用手稳住球，以免球滑动降低指压按摩的效果。

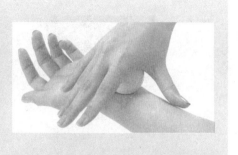

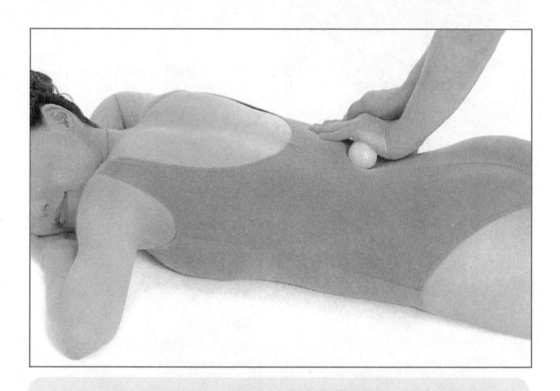

背部：背部的指压要沿着脊椎两侧的肌肉上下滑动按摩，这种手法需别人帮忙才可进行，力道以感觉舒服为宜。采取距离腰侧5厘米的间隔为按摩处，先左后右地进行按摩，最后，需技巧性地以滚动球体的方向由下往上转动。在按摩过程中，持球的按摩者的手心也得到了按摩，可谓一举两得。

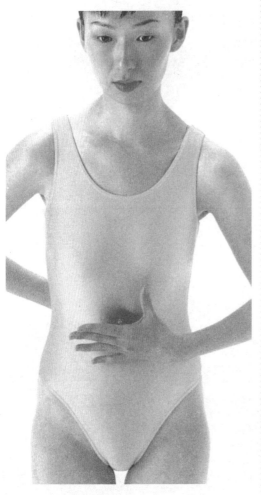

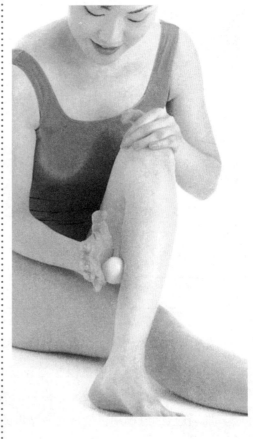

腿部：按摩腿部时，坐在地板上进行比较合适。大腿到膝盖的按摩与臂部按摩手法相同，分成四点来按摩。而膝盖到脚踝的小腿部分则分成三点，将膝盖伸直来进行会比较容易达到按摩效果。而小腿肚可用较轻的力道来按摩。

腹部：在肚脐的上方用高尔夫球以画圆的方式按摩，能够消除或减轻消化不良的毛病。但要注意以不碰到肋骨为原则。

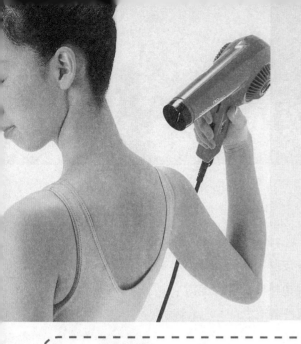

▶吹风机

在距离皮肤10厘米处用吹风机对着穴道吹热风，并左右微微摇动吹风机来刺激穴道，简单有效，方便可行。当受风寒或感冒时，用吹风机温热颈部下方，脊椎的温暖感可使背筋完全伸展开来，方法非常简单，就是要左右轻微摇动吹风机，不让热风固定吹同一处。注意不要让吹风机离皮肤太近，也不可用强风，以免吹风机产生的辐射伤害人体。

▶热咖啡杯

现在工作生活都离不开电脑，而长时间对着电脑，很容易产生视疲劳。这时，手边的咖啡杯或茶杯便可派上用场。利用尚有余热的杯子放在眼骨上，温热一段时间，当热气进入眼中时，达到的效果最好。

▶香

点起香，在距身体穴道2厘米的地方温热，穴道发热后持续温热2秒钟后移开，依此步骤不断重复，直到温热刺激能达到膝盖内部，产生放松的感觉。

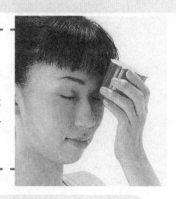

▶毛巾

用温热的湿毛巾缠绕并摩擦脖子、手腕、脚踝等处，能加快这些身体部位的血液循环，增加灵活度。按摩时，毛巾不可太热或太冷，以免烫伤皮肤或达不到预期效果。

市面上
常见的穴道按压道具

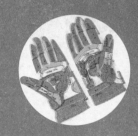

滚滚乐

在肌肤上滚动令人舒爽

握住粉红色的把手，让黄色的轮子在皮肤上滚动，能消除肌肉酸痛、解除疲劳。你可以边看电视边按摩，让你随时保有轻松的心情。内附有抗菌剂能随时保持清洁。

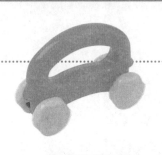

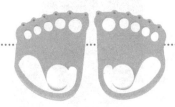

脚趾放松器

张开脚趾解放足部

被束缚一天的双脚已疲惫不堪，此器具可以将被束缚住的脚趾张开让双足得到解放。是既可以保持趾间通风良好，又不用打赤脚就能得到刺激的好工具。

按摩滚轮

原木的触感有着自然的感觉

双手握住两侧把柄，轻轻地滚动，用它来按摩手脚会有令人意想不到的舒坦。由于是以天然木制成，所以能带给你一流的触感及适度的刺激。

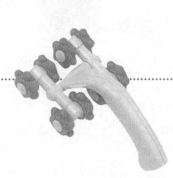

瘦身轮

凹凸不平的轮子可以消除赘肉

在大腿、背部、手臂等你觉得胖的地方滑动，这是不论各种体形都适用的身体按摩器。

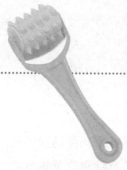

脸颊滚轮

让脸部看起来清秀小巧

具有弹性的凹凸滚轮在脸部做来回滚动时，能使皮下组织的血液畅通，让皮肤看起来更光滑，而且还有瘦脸的功效。

足部按摩器

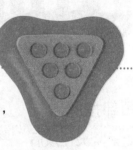

如口袋大小、随时可用的按摩器

造型可爱、多彩且小巧的设计，放入旅行袋中方便携带，能帮助你随时解除旅游带来的疲惫，是你最佳的旅游伴侣。

肩膀按摩球

消除肩膀酸痛的有效利器

将圆形球体置于肩膀处，只要拉紧柄端便能轻松地刺激穴道。另一侧的爪状部分，可当作抓痒器具使用。

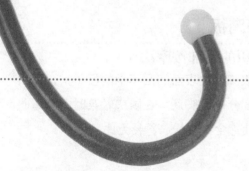

健足球

随着球转动轻松地按摩

坐在椅子上就能操作，所以不论是在家里还是办公室，或者在旅行途中的车子里，简简单单就能达到刺激脚底的功效，最能有效消除脚部水肿。

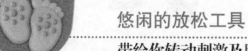

悠闲的放松工具

带给你转动刺激及脚底刺激

刺激脚底的"踏板"及会转动的"穴道按摩"，此两样为一组。轻巧且携带方便，能放进手提袋中，随时想到就可以使用。

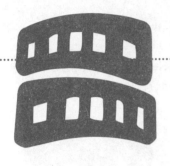

健康脚趾器

套上它行走能使脚趾舒展

　　将脚趾套进此器具使脚趾全部张开，可迅速消解足部疲劳。长期使用的话，能改善踇趾侧弯及脚气的毛病。

颈部按摩器

能紧紧夹住颈后

　　自己很难按摩到的颈部产生酸痛时，可利用两颗小球夹住颈部，便能达到消除酸痛的功效。此外，它还具有让头脑清醒，消除眼睛疲劳的功效。

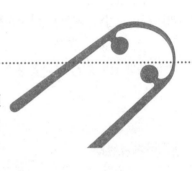

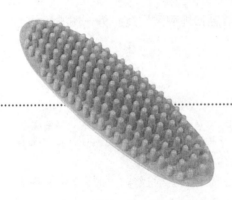

按摩踏板

踏脚板的足部按摩法

　　双脚站在表面凹凸不平的板子上，利用凸出部分刺激脚底。在厨房做菜时，脚踏此板会让你全身轻松、舒畅无比。

猫脸踏板

利用小凸起物来按摩

　　这是陶制且表面具有许多小凸起的按摩器，背后还有猫脸的造型。脚踩上去会带给你清凉的感觉。

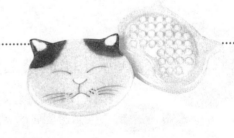

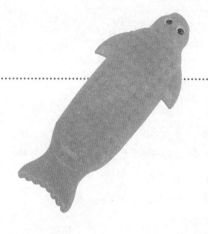

小海獭按摩器

踩踏之间使你血液通畅

    这是一个类似脚形的脚底按摩器。脚踏在上面突起部分能充分刺激脚底，使你十分舒服。不仅能帮助你消除一天的疲劳，此道具还附有不伤肌肤的抗菌防臭配方。

按摩手套

从手套便可得知穴道所在

    这是能帮助你迅速得知穴道所在位置的手套。如果戴上它进行指压，就不会压错地方了。

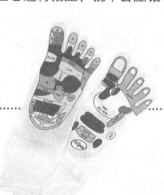

穴道袜

由袜子便可得知穴道所在

    这组袜子能帮助你找到各穴道正确的所在位置。由于脚底下有许多攸关身体各部位的穴道，所以，刺激这里的穴道，就能消除身体各种病痛。

按摩浴枕

洗澡时可刺激颈部与肩部

    这是能消解酸痛及疲劳的浴枕，将背后的吸盘附着在浴缸中，把颈及肩靠紧此处，再利用身体的力量来按摩，即可达到松弛、解压的目的。

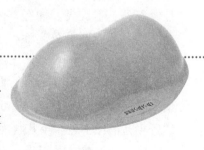

四 按摩的适用证和禁忌证

适应证：

（1）闭合性的关节及软组织损伤：腰椎间盘突出症、腰肌扭伤、梨状肌综合征、半月板撕裂、膝关节副韧带损伤、腕关节扭伤、指间关节挫伤等。

（2）肌肉、韧带的慢性劳损：颈肌劳损、背肌劳损、腰肌劳损、跟腱炎、网球肘等。

（3）骨质增生性疾病：颈椎骨质增生、腰椎骨质增生、膝关节骨性关节炎、跟骨骨刺等。

（4）周围神经疾患：三叉神经痛、面神经麻痹、肋间神经痛、坐骨神经痛、腓总神经麻痹。

（5）内科疾患：神经官能症、气管炎、肺气肿、胃炎、胃下垂、十二指肠溃疡、半身不遂、高血压、冠心病、糖尿病、胆囊炎、腹胀、头痛。

（6）五官疾患：近视、耳鸣、咽喉炎、鼻窦炎、眼睑下垂。

（7）妇科疾病：功能性子宫出血、月经不调、盆腔炎、痛经、闭经、乳腺炎、产后耻骨联合分离症、子宫脱垂、更年期综合征。

（8）儿科疾患：小儿肌性斜颈、夜尿症、小儿脑性瘫痪、小儿麻痹后遗症、小儿消化不良、小儿腹泻。

（9）皮肤病：黄褐斑、痤疮等。

禁忌证：

（1）有皮肤病及皮肤破损处，影响按摩施术者包括有：湿疹、癣、疱疹、脓肿、蜂窝组织炎、溃疡性皮肤病、烫伤、烧伤等。

（2）各种急性传染病患者不能按摩，以免疾病扩散传染和延误治疗。

（3）有感染性疾病者如骨髓炎、骨结核、化脓性关节炎、丹毒等，还有化脓性感染及结核性关节炎患者，都不能进行按摩，以免炎症扩散。

（4）内外科危重病人如严重心脏病、肝病、肺病患者，急性十二指肠溃疡、急腹症者及有各种恶性肿瘤者。

（5）各种肿瘤，原发性或继发性恶性肿瘤的患者都不宜做按摩，以免肿瘤细胞扩散。

（6）有血液病及出血倾向者如恶性贫血、紫斑病、体内有金属固定物等按摩后易引起出血者，都不宜按摩。

（7）体质虚弱经不起轻微手法作用者和久病、年老体弱的人等经受不住按摩的人，应慎用按摩，以免造成昏迷或休克。

（8）极度疲劳、醉酒后神志不清、饥饿及饭后半小时以内的人也不宜做按摩。

（9）诊断不明的急性脊柱损伤或伴有脊髓症者。

五　按摩的注意事项

在按摩操作过程中，为了更加安全有效，提高按摩效果，防止出现不良反应，按摩时应注意以下几个方面。

按摩时操作者要先修整指甲，双手要保持清洁、温暖，同时，将指环等有碍操作的物品，预先摘掉，以免损伤被按摩部位的皮肤。

用按摩进行病症治疗时，应保持室内干净明亮、空气流通、温度适宜，最好保持安静。

按摩前要充分了解病情症状，在具体操作过程中，应注意先轻后重、由浅入深、轻重适度，严禁使用蛮力，以免擦伤皮肤或损伤筋骨。力度以患者感觉轻微酸痛，但完全可以承受为宜。

按摩时，精神身体都要放松，呼吸自然，刺激穴道最好是在呼气时。另外，做腰部和下腹部的按摩，应先排空大小便。在过饥、过饱以及醉酒后均不宜按摩，一般在餐后2个小时按摩较为妥当。沐浴后休息1小时再按摩，才能起到放松、保健功效。

在脱衣按摩的情况下，有些受术者有可能睡着，应取毛巾盖好，注意室温以防着凉，当风之处，不要按摩。

按摩前不宜吸烟，以免影响按摩疗效。

在大怒、大喜、大恐、大悲等情绪激动的情况下，不要立即按摩。

按摩过程中如果因为用力过猛或动作不当引起头晕、心慌、恶心、面色苍白甚至出冷汗、虚脱等不良症状时，应掐人中或掐十宣、点内关等进行急救，或者让患者饮热茶、糖水来缓解不适。

穴道部位不同，指压方法也不同。对于头、面部、后脑的穴位，用力要轻，力量要集中；对颈部按摩力道要更轻，要间断性地按摩，不可持续长时间按摩，否则容易导致"颈动脉内膜剥离"，十分危险；指压胸部穴位时，适合用中指折叠法，适当通过指力加压，会有感觉传导至背部，对心肺功能障碍者极有帮助；对腹部穴位进行按摩时，要在空腹或饭后2个小时；臀部或大腿内揉厚处按摩，按摩力道可以适当加强，也可以用道具进行刺激按摩；腋窝、股沟、人迎都是动脉浅层处，这几处的血管最接近人体体表，进行按摩时，要注意不要伤害动脉血管。

六　按摩体位

1.患者的体位

（1）端坐位：正坐，屈膝、屈髋各90°，双脚分开与肩同宽，上肢自然下垂，双手置于膝上。此种体位适用于头面部、颈项部、肩部、胸部、胁部、背部、腰部疾病的按摩。

（2）仰卧位：去枕或低枕，面部朝上，上肢自然置于体侧，下肢自然伸直。根据按摩需要可随时调整上下肢的位置。此种体位适用于头面部、颈部、胸部、腹部、下肢疾病的按摩。

（3）侧卧位：身体一侧在下；双腿自然屈曲，或下侧腿伸直，上侧腿屈曲；下侧上肢屈肩、屈肘各90°，上侧上肢自然垂直，置于体侧或撑于体前床面。适用于头部、颈部、肩部、上肢、胸部、胁部、背部、腰部、髋部、下肢疾病的按摩。

（4）俯卧位：腹部向下，去枕，面部朝下，或头歪向一侧，下肢自然伸直，上肢置于体侧或屈肘置于面部下方，根据按摩需要，可随时调整上下肢的位置。适用于头部、颈项部、背部、腰部、臀部、下肢疾病的按摩。

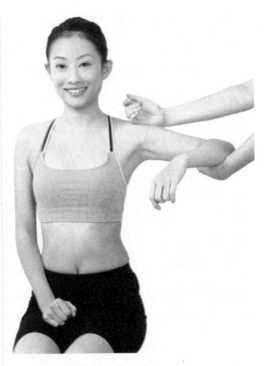

2.术者的体位

（1）站立位：自然站立，双脚左右分开或双脚前后呈弓步站立。按摩胸部、腹部、背部、腰部、髋部、上肢均可采用这种体位。

（2）端坐位：正坐，屈膝、屈髋各90°，双脚分开与肩同宽。按摩头面部、颈项部、肩部、上肢、胸部、腹部、腰部、下肢及小儿疾病均可使用此种体位。

七 按摩润滑剂

按摩润滑剂又叫按摩介质，就是医者推拿时在手上蘸些油、水、酒类物质，置于按摩部位，以减少与皮肤之间摩擦并有一定药物治疗作用，这类物质统称按摩介质。按摩的种类很多，可概括为四类：粉剂、油剂、水剂和酒剂。

粉剂

滑石粉：即医用滑石粉。有润滑皮肤的作用，一般在夏季常用，适用于各种病症，是临床上最常用的一种介质，在小儿推拿中运用最多。

爽身粉：即市售爽身粉。有润滑皮肤、吸水的作用，质量较好的爽身粉可代替滑石粉应用。

松花粉：有润滑吸湿的作用，比较适合在夏季使用。

油剂

按摩乳：专业的按摩乳可以让身体吸收有益因素，使按摩取得事半功倍的效果。市面上的按摩乳较多，选择时应挑质量有保证的产品。

精油：精油有平复神经的作用，可以镇定精神，消除紧张及压力感，缓和焦躁不安的情绪。

红花油：由冬青油、红花、薄荷脑配制而成，有消肿止痛等作用。常用于急性或慢性软组织损伤。

冬青膏：由冬青油、薄荷脑、凡士林和少许麝香配制而成，具有温经散寒和润滑作用，常用于软组织损伤及治疗小儿虚寒性腹泻。

麻油：即食用麻油。运用擦法时涂上少许麻油，可加强手法透热的效果，提高疗效，常用于刮痧疗法中。

水剂

葱姜汁：由葱白和生姜捣碎取汁使用，也可以将葱白和生姜切片，浸泡于75%乙醇中使用，能加强温热散寒作用，常用于冬春季及小儿虚寒证。

木香水：取少许木香，用开水浸泡后放凉去渣后使用，有行气、活血、止痛作用。常用于急性扭挫伤及肝气郁结所致的两胁疼痛等症。

凉水：即食用洁净凉水。有清凉肌肤和退热作用，一般用于外感热证。

酒剂

白酒：即食用白酒。适用于成人推拿，有活血驱风、除湿散寒、通经活络的作用，对发热病人尚有降温作用，一般用于急性扭挫伤。

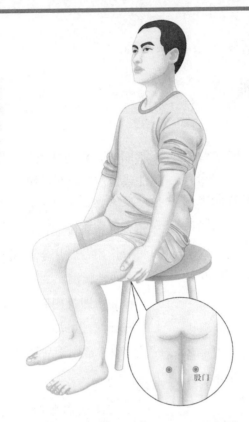

第2章

殷门

人人都有的健康36穴

　　"通则不痛，痛则不通。"很多大病都是从小痛开始的，只要找对穴位，打"通"经络，自然就"不痛"了，那么也就可以把病扼杀在摇篮中。本章依据众多穴位专著的讲述，提取使用率最高、最常见的36个穴位，这些穴位就是上天赐给我们的健康宝穴。只要常按这些穴位，有病可以治病，无病可以强身，最终达到健康长寿的目标。

本章看点

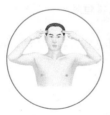 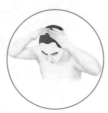 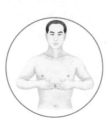 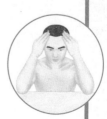

少商穴 ▼

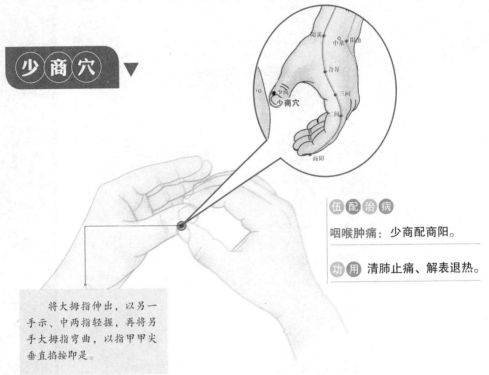

将大拇指伸出，以另一手示、中两指轻握，再将另手大拇指弯曲，以指甲甲尖垂直掐按即是。

伍配治病

咽喉肿痛：少商配商阳。

功用 清肺止痛、解表退热。

孔最穴 ▼

手臂向前，仰掌向上，以另手握住手臂中段处。用拇指指甲、垂直下压即是该穴。左右各有一穴。

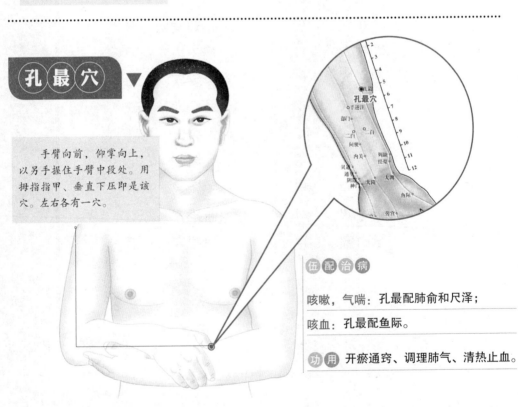

伍配治病

咳嗽，气喘：孔最配肺俞和尺泽；

咳血：孔最配鱼际。

功用 开瘀通窍、调理肺气、清热止血。

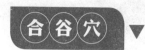

合谷穴 ▼

手轻握空拳，弯曲拇指与示指，两指指尖轻触、立拳，以另一手掌轻握拳外，以大拇指指腹、垂直下压即是该穴。

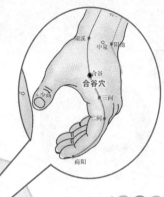

伍配治病

头痛：合谷配太阳；

目赤肿痛：合谷配太冲；

鼻疾：合谷配迎香。

功用 镇静止痛、通经活经、清热解表。

曲池穴 ▼

正坐，轻抬左臂，屈肘，将手肘内弯时用另一手拇指下压此处凹陷处即是。

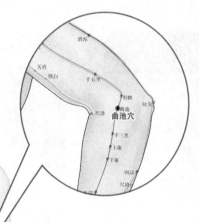

伍配治病

感冒发热、咽喉炎、扁桃体炎：曲池配合谷、外关；

上肢痿痹：曲池配肩髃、外关。

功用 清热和营、降逆活络。

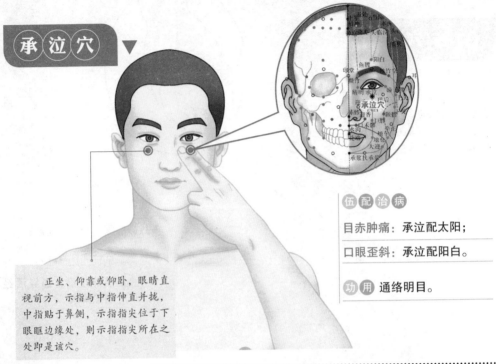

承泣穴 ▼

伍配治病

目赤肿痛：承泣配太阳；

口眼歪斜：承泣配阳白。

功用 通络明目。

正坐、仰靠或仰卧，眼睛直视前方，示指与中指伸直并拢，中指贴于鼻侧，示指指尖位于下眼眶边缘处，则示指指尖所在之处即是该穴。

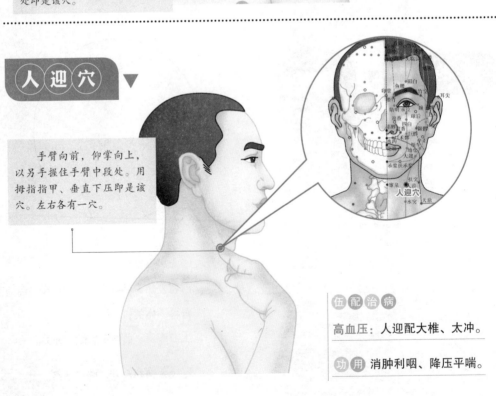

人迎穴 ▼

手臂向前，仰掌向上，以另手握住手臂中段处。用拇指指甲、垂直下压即是该穴。左右各有一穴。

伍配治病

高血压：人迎配大椎、太冲。

功用 消肿利咽、降压平喘。

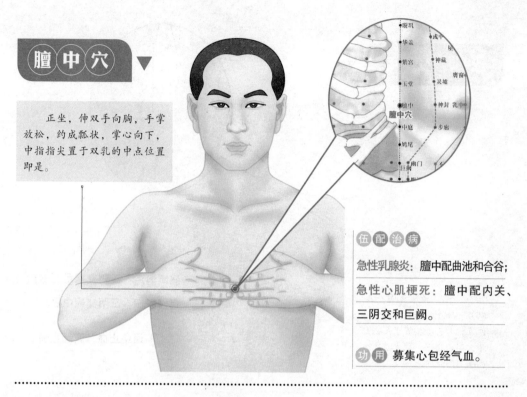

膻中穴 ▼

正坐，伸双手向胸，手掌放松，约成瓢状，掌心向下，中指指尖置于双乳的中点位置即是。

伍配治病

急性乳腺炎：膻中配曲池和合谷；

急性心肌梗死：膻中配内关、三阴交和巨阙。

功用 募集心包经气血。

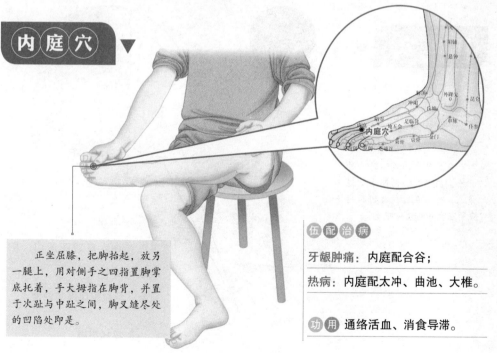

内庭穴 ▼

正坐屈膝，把脚抬起，放另一腿上，用对侧手之四指置脚掌底托着，手大拇指在脚背，并置于次趾与中趾之间，脚叉缝尽处的凹陷处即是。

伍配治病

牙龈肿痛：内庭配合谷；

热病：内庭配太冲、曲池、大椎。

功用 通络活血、消食导滞。

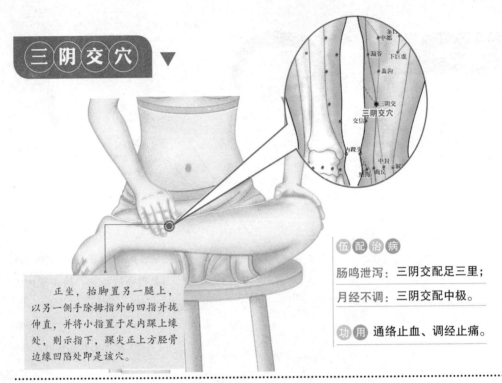

三阴交穴 ▼

正坐，抬脚置另一腿上，以另一侧手除拇指外的四指并拢伸直，并将小指置于足内踝上缘处，则示指下，踝尖正上方胫骨边缘凹陷处即是该穴。

伍配治病

肠鸣泄泻：三阴交配足三里；

月经不调：三阴交配中极。

功用 通络止血、调经止痛。

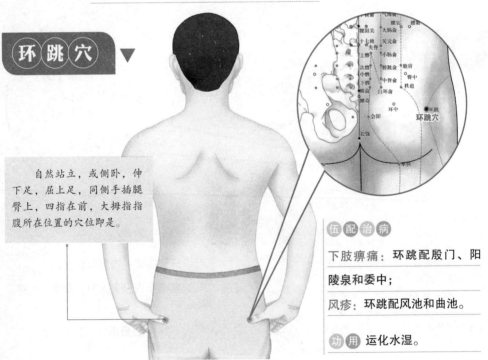

环跳穴 ▼

自然站立，或侧卧，伸下足，屈上足，同侧手插腿臀上，四指在前，大拇指指腹所在位置的穴位即是。

伍配治病

下肢痹痛：环跳配殷门、阳陵泉和委中；

风疹：环跳配风池和曲池。

功用 运化水湿。

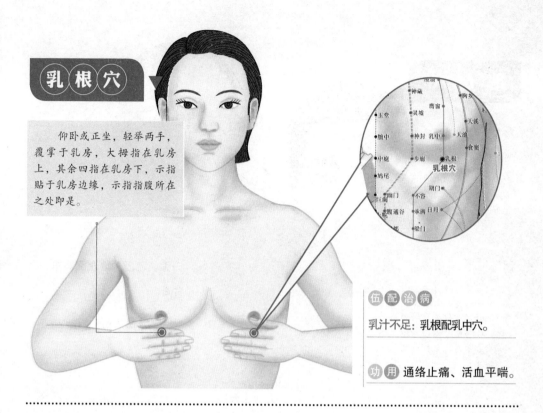

乳根穴

仰卧或正坐，轻举两手，覆掌于乳房，大拇指在乳房上，其余四指在乳房下，示指贴于乳房边缘，示指指腹所在之处即是。

伍配治病

乳汁不足：乳根配乳中穴。

功用 通络止痛、活血平喘。

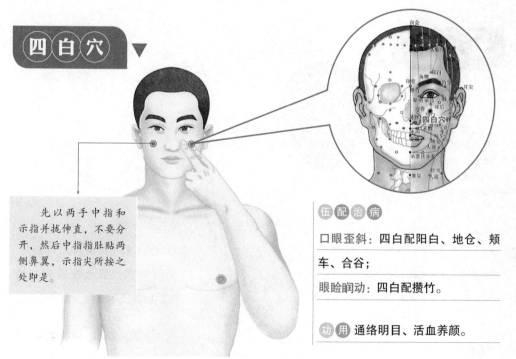

四白穴

先以两手中指和示指并拢伸直，不要分开，然后中指指肚贴两侧鼻翼，示指尖所按之处即是。

伍配治病

口眼歪斜：四白配阳白、地仓、颊车、合谷；

眼睑𥄨动：四白配攒竹。

功用 通络明目、活血养颜。

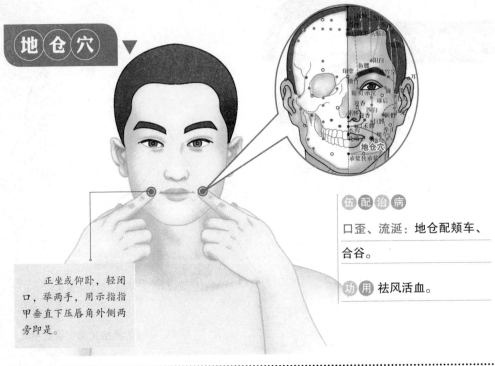

地仓穴 ▼

正坐或仰卧，轻闭口，举两手，用示指指甲垂直下压唇角外侧两旁即是。

伍配治病

口歪、流涎：地仓配颊车、合谷。

功用 祛风活血。

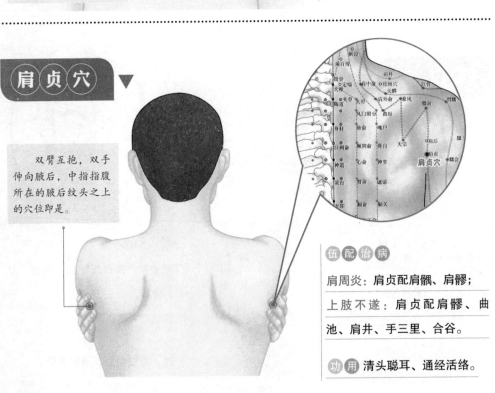

肩贞穴 ▼

双臂互抱，双手伸向腋后，中指指腹所在的腋后纹头之上的穴位即是。

伍配治病

肩周炎：肩贞配肩髃、肩髎；

上肢不遂：肩贞配肩髎、曲池、肩井、手三里、合谷。

功用 清头聪耳、通经活络。

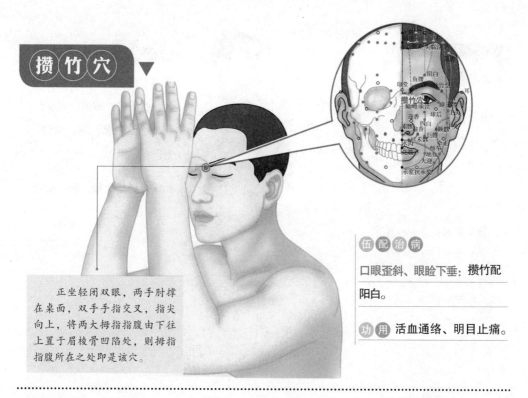

攒竹穴 ▼

正坐轻闭双眼，两手肘撑在桌面，双手手指交叉，指尖向上，将两大拇指指腹由下往上置于眉棱骨凹陷处，则拇指指腹所在之处即是该穴。

伍配治病

口眼歪斜、眼睑下垂：攒竹配阳白。

功用 活血通络、明目止痛。

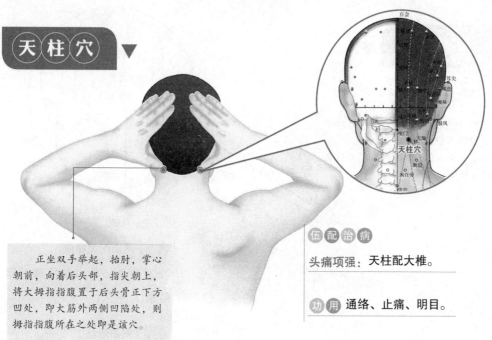

天柱穴 ▼

正坐双手举起，抬肘，掌心朝前，向着后头部，指尖朝上，将大拇指指腹置于后头骨正下方凹处，即大筋外两侧凹陷处，则拇指指腹所在之处即是该穴。

伍配治病

头痛项强：天柱配大椎。

功用 通络、止痛、明目。

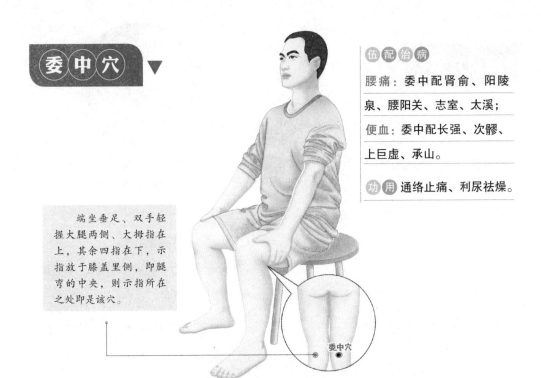

委中穴 ▼

伍配治病

腰痛：委中配肾俞、阳陵泉、腰阳关、志室、太溪；

便血：委中配长强、次髎、上巨虚、承山。

功用 通络止痛、利尿祛燥。

端坐垂足、双手轻握大腿两侧、大拇指在上，其余四指在下，示指放于膝盖里侧，即腿弯的中央，则示指所在之处即是该穴。

委中穴

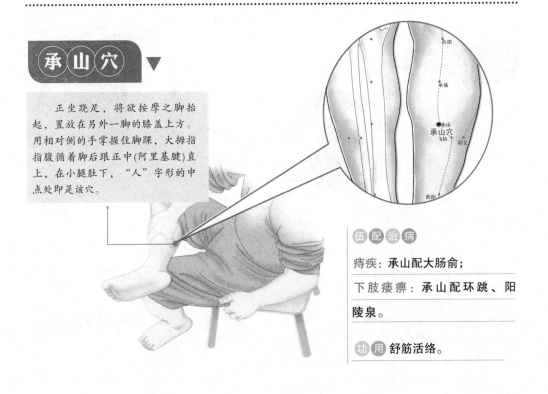

承山穴 ▼

正坐跷足，将欲按摩之脚抬起，置放在另外一脚的膝盖上方。用相对侧的手掌握住脚踝，大拇指指腹循着脚后跟正中(阿里基腱)直上，在小腿肚下，"人"字形的中点处即是该穴。

合阳
承筋
承山穴
飞扬
阳交
附阳

伍配治病

痔疾：承山配大肠俞；

下肢痿痹：承山配环跳、阳陵泉。

功用 舒筋活络。

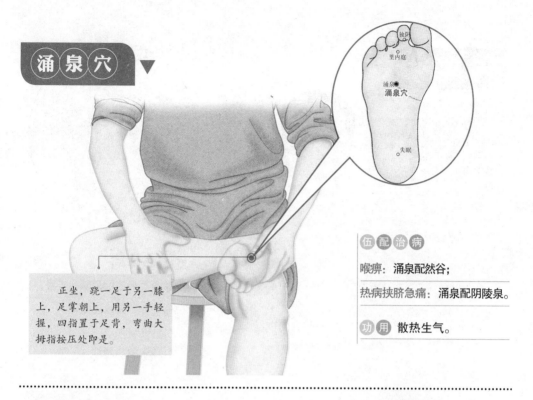

涌泉穴 ▼

正坐，跷一足于另一膝上，足掌朝上，用另一手轻握，四指置于足背，弯曲大拇指按压处即是。

喉痹：涌泉配然谷；

热病挟脐急痛：涌泉配阴陵泉。

功用 散热生气。

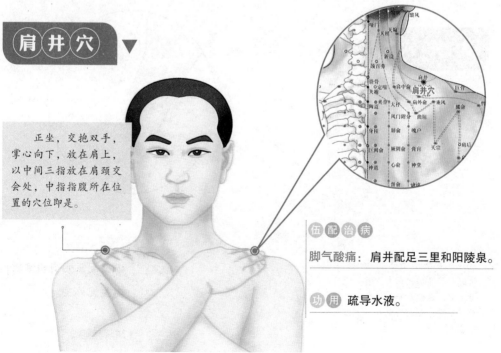

肩井穴 ▼

正坐，交抱双手，掌心向下，放在肩上，以中间三指放在肩颈交会处，中指指腹所在位置的穴位即是。

伍配治病

脚气酸痛：肩井配足三里和阳陵泉。

功用 疏导水液。

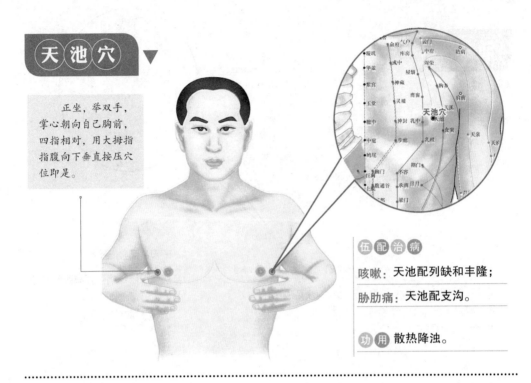

天池穴 ▼

正坐，举双手，掌心朝向自己胸前，四指相对，用大拇指指腹向下垂直按压穴位即是。

伍配治病

咳嗽：天池配列缺和丰隆；

胁肋痛：天池配支沟。

功用 散热降浊。

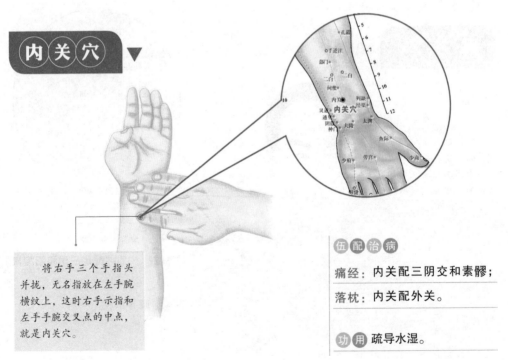

内关穴 ▼

将右手三个手指头并拢，无名指放在左手腕横纹上，这时右手示指和左手手腕交叉点的中点，就是内关穴。

伍配治病

痛经：内关配三阴交和素髎；

落枕：内关配外关。

功用 疏导水湿。

殷门穴 ▼

正坐，双手示指与中指并拢，其他手指弯曲，放于大腿后正中，臀部与膝盖的中间位置，偏上处，则中指所在位置即是。

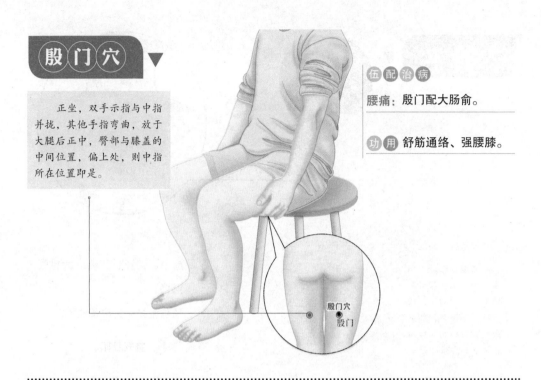

殷门穴
殷门

伍配治病

腰痛：殷门配大肠俞。

功用 舒筋通络、强腰膝。

丝竹空穴 ▼

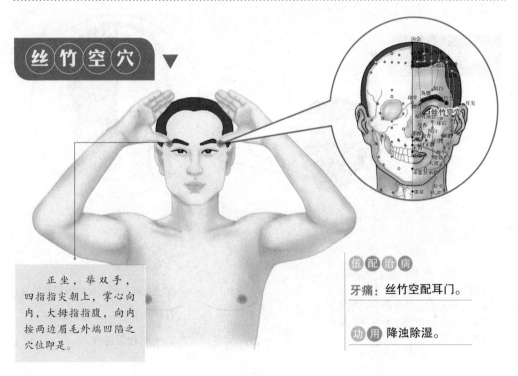

正坐，举双手，四指指尖朝上，掌心向内，大拇指指腹，向内按两边眉毛外端凹陷之穴位即是。

伍配治病

牙痛：丝竹空配耳门。

功用 降浊除湿。

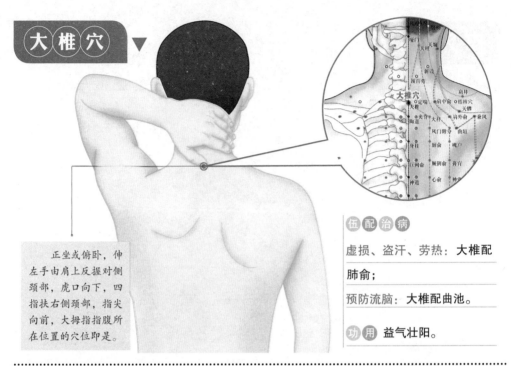

大椎穴 ▼

正坐或俯卧，伸左手由肩上反握对侧颈部，虎口向下，四指扶右侧颈部，指尖向前，大拇指指腹所在位置的穴位即是。

伍配治病

虚损、盗汗、劳热：大椎配肺俞；

预防流脑：大椎配曲池。

功用 益气壮阳。

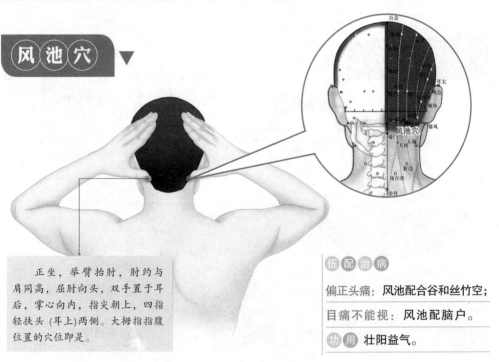

风池穴 ▼

正坐，举臂抬肘，肘约与肩同高，屈肘向头，双手置于耳后，掌心向内，指尖朝上，四指轻扶头（耳上）两侧。大拇指指腹位置的穴位即是。

伍配治病

偏正头痛：风池配合谷和丝竹空；

目痛不能视：风池配脑户。

功用 壮阳益气。

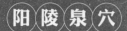

阳陵泉穴 ▼

正坐，垂足，约成90度，上身稍前俯，用右手手掌轻握左脚膝盖前下方，四指向内，大拇指指腹所在位置的穴位即是。

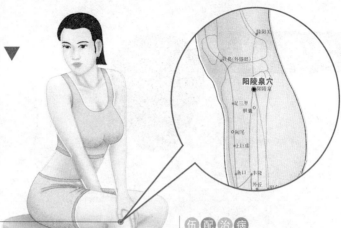

伍配治病

半身不遂：阳陵泉配曲池；

胸胁痛：阳陵泉配足三里和上廉。

功用 降浊除湿。

足窍阴穴 ▼

正坐，垂足，抬左足跷置于座椅上，伸左手，轻握左脚趾，四指在下，弯曲大拇指，用指甲垂直轻轻掐按穴位即是。

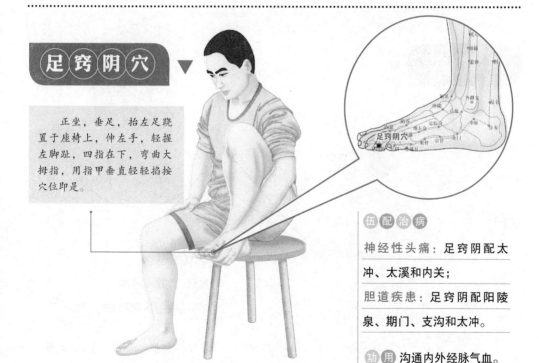

伍配治病

神经性头痛：足窍阴配太冲、太溪和内关；

胆道疾患：足窍阴配阳陵泉、期门、支沟和太冲。

功用 沟通内外经脉气血。

肩中俞穴

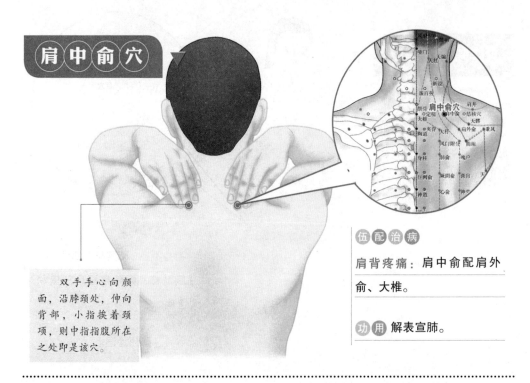

双手手心向颜面，沿脖颈处，伸向背部，小指挨着颈项，则中指指腹所在之处即是该穴。

伍配治病

肩背疼痛：肩中俞配肩外俞、大椎。

功用 解表宣肺。

丰隆穴

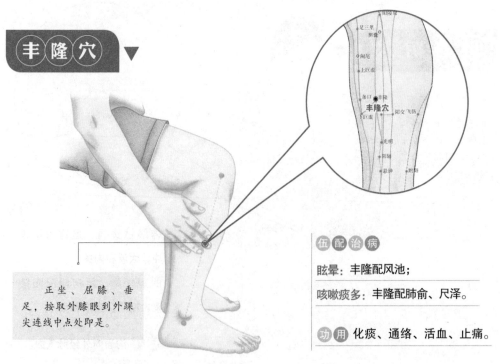

正坐、屈膝、垂足，按取外膝眼到外踝尖连线中点处即是。

伍配治病

眩晕：丰隆配风池；

咳嗽痰多：丰隆配肺俞、尺泽。

功用 化痰、通络、活血、止痛。

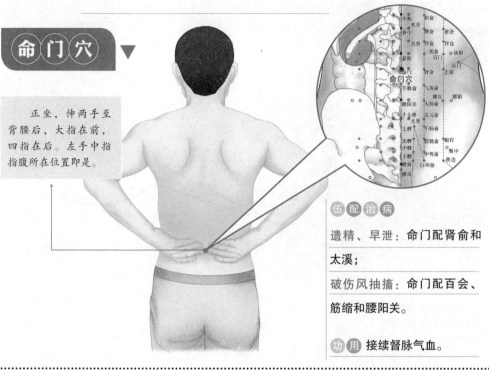

命门穴 ▼

正坐，伸两手至背腰后，大指在前，四指在后。左手中指指腹所在位置即是。

伍配治病

遗精、早泄：命门配肾俞和太溪；

破伤风抽搐：命门配百会、筋缩和腰阳关。

功用 接续督脉气血。

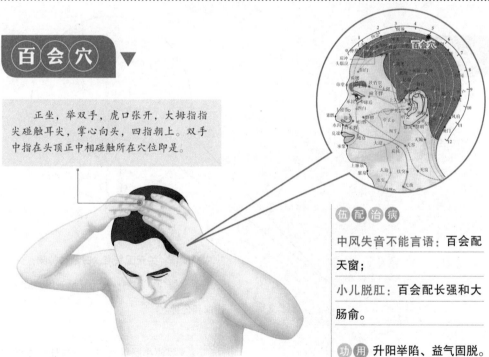

百会穴 ▼

正坐，举双手，虎口张开，大拇指指尖碰触耳尖，掌心向头，四指朝上。双手中指在头顶正中相碰触所在穴位即是。

伍配治病

中风失音不能言语：百会配天窗；

小儿脱肛：百会配长强和大肠俞。

功用 升阳举陷、益气固脱。

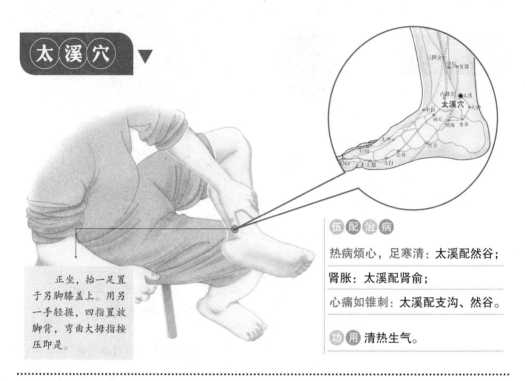

太溪穴 ▼

正坐，抬一足置于另脚膝盖上。用另一手轻握，四指置放脚背，弯曲大拇指按压即是。

伍配治病

热病烦心，足寒清：太溪配然谷；

肾胀：太溪配肾俞；

心痛如锥刺：太溪配支沟、然谷。

功用 清热生气。

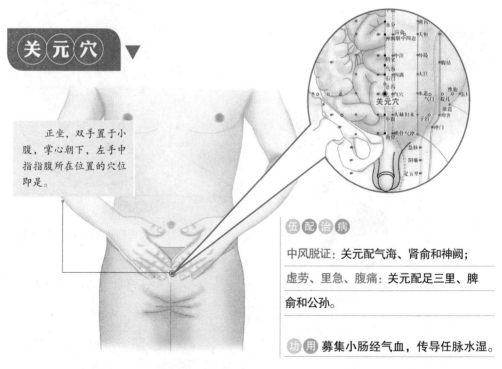

关元穴 ▼

正坐，双手置于小腹，掌心朝下，左手中指指腹所在位置的穴位即是。

伍配治病

中风脱证：关元配气海、肾俞和神阙；

虚劳、里急、腹痛：关元配足三里、脾俞和公孙。

功用 募集小肠经气血，传导任脉水湿。

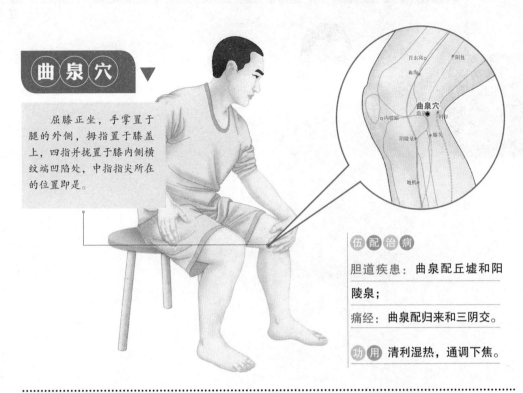

曲泉穴 ▼

屈膝正坐，手掌置于腿的外侧，拇指置于膝盖上，四指并拢置于膝内侧横纹端凹陷处，中指指尖所在的位置即是。

(伍)(配)(治)(病)

胆道疾患：曲泉配丘墟和阳陵泉；

痛经：曲泉配归来和三阴交。

(功)(用) 清利湿热，通调下焦。

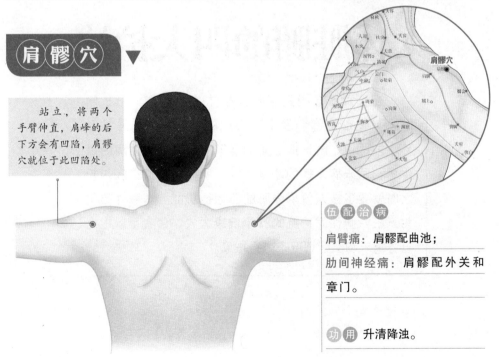

肩髎穴 ▼

站立，将两个手臂伸直，肩峰的后下方会有凹陷，肩髎穴就位于此凹陷处。

(伍)(配)(治)(病)

肩臂痛：肩髎配曲池；

肋间神经痛：肩髎配外关和章门。

(功)(用) 升清降浊。

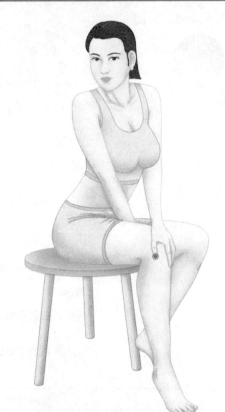

第 3 章

人体脏腑的四大护法

　　五脏六腑是相互影响的整体，无论哪个出了问题，其他部位都会发生连锁反应，继而出现恶性循环。中医讲，医已病之病的是下医，医欲起之病的是中医，医未病之病的才是上医。所以，我们在病未起之时就要多按穴位增强脏腑的运行功能。本章介绍了为五脏六腑保驾护航的28个健康大穴，读者可以根据自身需求和实际情况来进行按摩。

本章看点

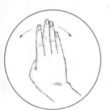
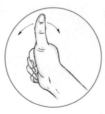
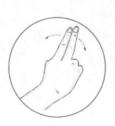
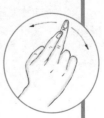

➤ 养心大穴 之 极泉穴 ....

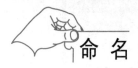

命 名

极泉，尽处曰：极，水之高而有源者。泉，心主血脉，如水之流，穴当心经之最高极点处，因名极泉。

主治 (1)各种心脏病，暨心胁满痛。(2)长期按压此穴，对臂肘冷寒、肩关节炎、肋间神经痛、心肌炎、心绞痛、心痛渴而欲饮、黄疸、腋臭、息病等病症，会有很好的调理保健功效。

精确取穴 ●

青灵

极泉

极泉穴

腋窝正中，腋动脉搏动处即是。

取穴技巧及按摩 ●

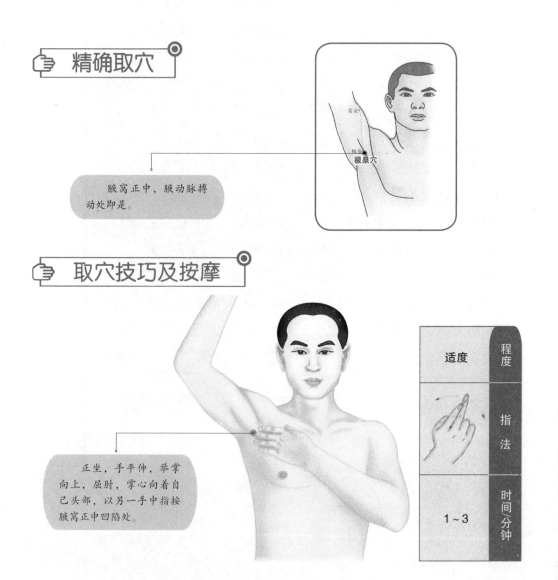

正坐，手平伸，举掌向上，屈肘，掌心向着自己头部，以另一手中指按腋窝正中凹陷处。

程度	适度
指法	
时间/分钟	1~3

养心大穴 之 神门穴

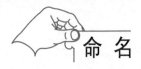

命名

出入之处为门，穴属心经，心藏神，主治神志病；又有人神出入门户之议，针灸此穴，可开心气的郁结，使神志得舒，心神有所依附，因名神门。

主治

(1)有安神、宁心、通络之效能，主治心烦失眠，对神经衰弱，在针灸治疗上有特效。(2)神门是精气神的进入处，实为治疗心脏疾病的重要穴位。(3)心悸、心绞痛、多梦、健忘的特效穴。(4)长期按压此穴，对糖尿病、扁桃体炎、腕关节运动障碍等病症，会有很好的调理保健效能。

精确取穴

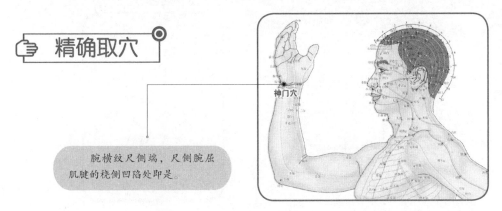

神门穴

腕横纹尺侧端，尺侧腕屈肌腱的桡侧凹陷处即是。

取穴技巧及按摩

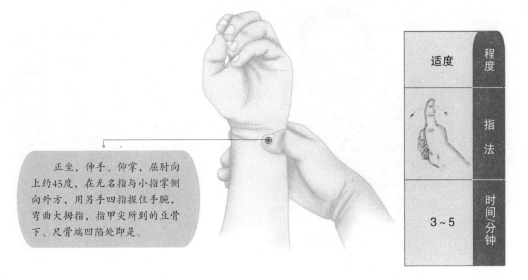

正坐，伸手、仰掌，屈肘向上约45度，在无名指与小指掌侧向外方，用另手四指握住手腕，弯曲大拇指，指甲尖所到的豆骨下、尺骨端凹陷处即是。

程度	适度
指法	
时间/分钟	3~5

养心大穴 之 少府穴

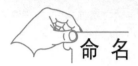

命名

聚处为府，此穴属于少阴心经，为经气所聚之处，因名少府。

主治 (1)有宁神志，调心气之效能，主治一切心脏疾患。如风湿性心脏病、心悸、心律不齐、心绞痛等。(2)本穴通及心肾、能舒两经抑郁之气，故治妇人生殖器疾病、遗尿、尿闭。(3)长期按压此穴，对前膊神经麻痛、掌中热等病症，会有很好的调理保健效能。

精确取穴

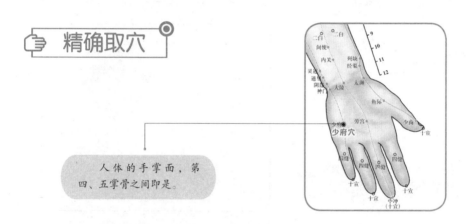

少府穴

人体的手掌面，第四、五掌骨之间即是。

取穴技巧及按摩

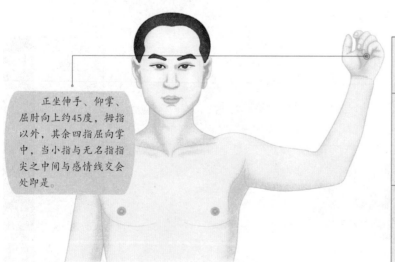

正坐伸手、仰掌、屈肘向上约45度，拇指以外，其余四指屈向掌中，当小指与无名指指尖之中间与感情线交会处即是。

程度	适度
指法	
时间/分钟	3~5

养心大穴 之 少冲穴

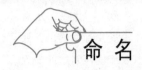

命名

少者指小，冲者有动的含意，穴属手心经脉之气从此冲出小指，主治神不守舍，针灸有收摄心神之效，因名"少冲"。

主治 (1)中风猝倒、心脏病发作的急救穴。(2)主治一切心脏疾患、热病昏迷、心悸、心痛等病症。(3)长期按压此穴，对肋间神经痛、喉头炎、结膜炎、黄疸、上肢肌肉痉挛等病症，会有很好的调理与保健效能。

精确取穴

小指末节桡侧，距指甲角0.1寸处即是。

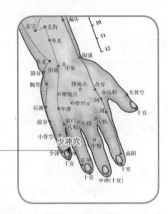

取穴技巧及按摩

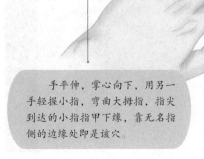

手平伸，掌心向下，用另一手轻握小指，弯曲大拇指，指尖到达的小指指甲下缘，靠无名指侧的边缘处即是该穴。

适度	程度
	指法
3～5	时间/分钟

➤ 健脾大穴 之 太白穴 ....

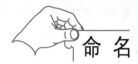

命名

太，大的意思；白，肺的颜色，气也；"太白"的意思就是脾经的水湿云气在此吸热蒸升，化为肺金之气。此处穴位的物质是从大都穴传来的天部水湿云气，到达此处穴位后，受长夏热燥汽化蒸升，在更高的天部层次化为金性之气，所以称太白穴。

主治 (1)经常按摩、捶打此处穴位，能够治疗各种脾虚，如先天脾虚、肝旺脾虚、心脾两虚、脾肺气虚、病后脾虚等。(2)点揉太白穴可以调控血糖指数，血糖高的可以降下来，血糖低的可以升上去。

☞ 精确取穴 ●

足内侧缘，足大趾本节（第一跖骨关节）后下方赤白肉际凹陷处即是。

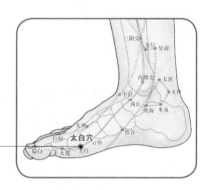

☞ 取穴技巧及按摩 ●

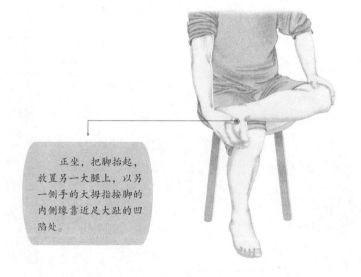

正坐，把脚抬起，放置另一大腿上，以另一侧手的大拇指按脚的内侧缘靠近足大趾的凹陷处。

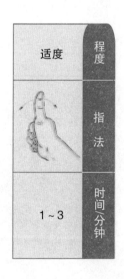

适度	程度
	指法
1~3	时间/分钟

➤ 健脾大穴 之 公孙穴 ....

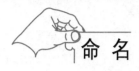

命名

　　"公"俗称为"祖"，祖有本源之意；"孙"俗称为
"小"，小有微传之意。该穴为脾经之络穴，从此别走足胃
经经脉，而脾在五行属土，土居中州，能灌溉四旁，故将脾
经络穴以公孙名其穴。

主治
(1)本穴理脾胃、调冲脉，可治胃痛、腹痛、呕吐、腹泻、痢疾。(2)并治生理痛、月经
不调、足踝痛、颜面浮肿、食欲不振等病症。(3)长期按压此穴，对胸闷、腹胀，能有
很好的调理保健作用。

☞ 精确取穴

足内侧第一跖骨基底部前下
缘，第一趾关节后一寸处即是。

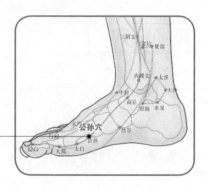

☞ 取穴技巧及按摩

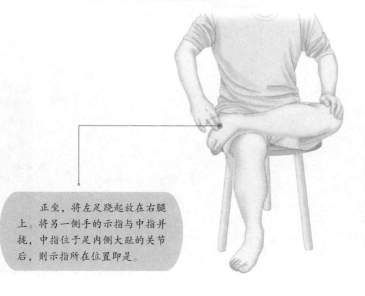

正坐，将左足跷起放在右腿
上。将另一侧手的示指与中指并
拢，中指位于足内侧大趾的关节
后，则示指所在位置即是。

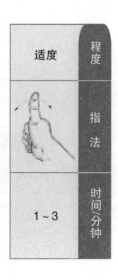

适度	程度
	指法
1～3	时间/分钟

➤ 健脾大穴 之 周荣穴

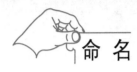

命 名

　　周，遍布、环绕的意思；荣，指草类开花或者谷类结穗时的茂盛状态；"周荣"的意思是说脾经的地部水湿大量蒸发，并化为天部之气。本穴的物质来源于从上部区域流散至此的地部水液，到达本穴的地部水液受心室外传之热的作用，又大量汽化上行天部，于是汽化之气如同遍地开花之状，脾土还原为本来的燥热之性，所以名为"周荣穴"。

主治 (1)此处穴位具有生发脾气、止咳平喘的作用。(2)按揉此穴，对咳嗽、气逆、胸胁胀满具有明显疗效。

精确取穴

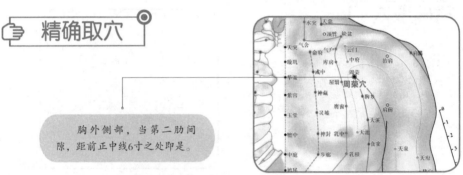

　　胸外侧部，当第二肋间隙，距前正中线6寸之处即是。

取穴技巧及按摩

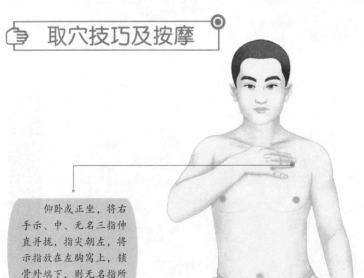

　　仰卧或正坐，将右手示、中、无名三指伸直并拢，指尖朝左，将示指放在左胸窝上，锁骨外端下，则无名指所在之处即是。

适度	程度
	指法
1~3	时间/分钟

➤ 健脾大穴 之 府舍穴

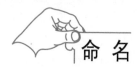

命名

　　府，脏腑的意思；舍，来源之意。"府舍"的意思是说此处穴位的气血来自于体内脏腑。三焦内部，各脏器外溢的水液因三焦包膜的约束而存在于三焦之内，在地球重力场的作用下，三焦内的水液聚集在腹下部，水液达到了腹部内外通孔的高度后，就会循腹部内外通孔溢向体表，因此本穴称为足太阴与阴维交会之处。

主治 (1)此穴具有润脾燥，生脾气的作用。(2)经常按揉此穴，能够缓解腹痛、疝气等症状。

☞ 精确取穴 ●

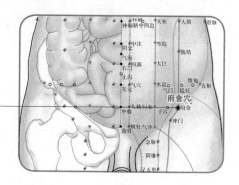

　　人体的下腹部，当脐中下4寸，冲门穴上方0.7寸，距前正中线4寸处即是。

☞ 取穴技巧及按摩 ●

　　正坐或仰卧，右手五指并拢，将拇指放于肚脐处，找出肚脐正下方小指边缘之处，以此为基点，再将右手手指向下，拇指放于此点处，则小指边缘之处即是此穴。以此法找出左边穴位。

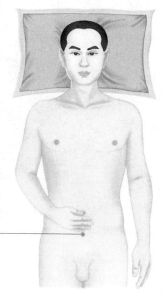

适度	程度
	指法
1~3	时间分钟

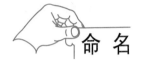

命名

其一，主治腹部上、中、下三部之症，故名三里，又因它位于下肢，为了和手三里区别，因此称"足三里"。其二，里、居也，穴在膝下三寸(太素，杨上善注：一寸一里也)，胫骨外侧而居，故名。其三，日本代田文志所著的《针灸真髓》认为：三里治脾、胃、肾有效，故名。

主治 (1)能够理脾胃，调气血、补虚弱，主治一切胃病。(2)对急慢性胃炎、胃溃疡、消化不良、胃痉挛、食欲不振，以及急慢性肠炎(消化系统之毛病)、便秘等有很好的疗效。

🖝 精确取穴

外膝眼下3寸，距胫骨前嵴1横指，当胫骨前肌上即是。

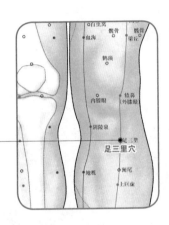

足三里穴

🖝 取穴技巧及按摩

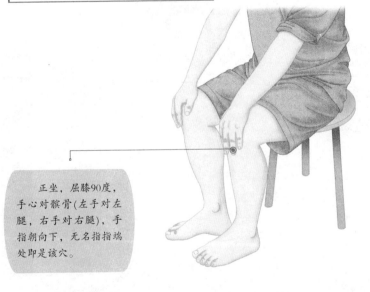

正坐，屈膝90度，手心对髌骨(左手对左腿，右手对右腿)，手指朝向下，无名指指端处即是该穴。

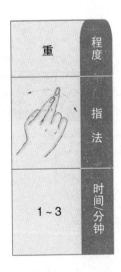

程度	指法	时间/分钟
重		1~3

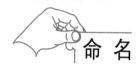

→ 和胃大穴 之 下廉穴 ....

命 名

　　从温溜穴传来的水湿云气在此处的位置犹如天之天部，天之下部的气血物质相对廉洁清净，所以取名"下廉穴"。此处的气血物质为天部的水湿云气。水湿云气大部分散热冷却横向下行上廉穴，小部分则横向下行手五里穴。

主治 (1)可以调理肠胃、通经活络。(2)能够治疗消化系统疾病，如腹痛、腹胀、肠鸣音亢进等。

精确取穴

前臂背面桡侧，当阳溪与曲池连线上，肘横纹下4寸处。

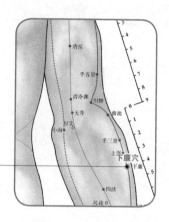

清泠

手五里

清冷渊 肘髎

天井 曲池

小海 肘尖 手三里

上廉 下廉穴

四法

尺泽

取穴技巧及按摩

侧腕屈肘，以手掌按另一手臂，拇指位于肘弯处，小指所在位置即是。

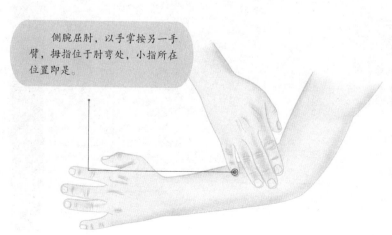

程度	指法	时间/分钟
适度		1～3

➤ 和胃大穴 之 天枢穴 ·····························

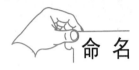

命 名

依据易理·阴阳五行学说："脾胃为后天之本，五行属土。"此穴是足胃经经脉脉气发出的部位，并且位于胃经的枢纽位置，故名之。以天枢喻作天地之气相交之中点，正居人身之中点，应天枢之星象，故名天枢。

主治 (1)天枢穴调理肠胃、调经止痛主治便秘、腹泻、肠鸣等病症。(2)对于腹痛、虚损劳弱、伤寒等疾病，也有很好的抑制作用。

精确取穴 ◉

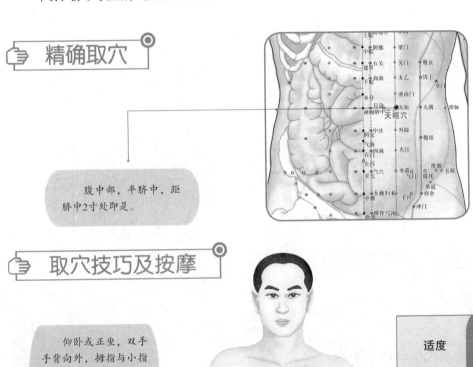

腹中部，平脐中，距脐中2寸处即是。

取穴技巧及按摩 ◉

仰卧或正坐，双手手背向外，拇指与小指弯曲，中间三指并拢，以示指指腹贴于肚脐，无名指所在之处即是。

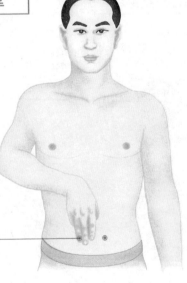

适度	程度
	指法
1~3	时间分钟

➤ 和胃大穴 之 上脘穴

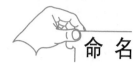

命名

上，上部的意思；脘，空腔的意思；"上脘"的意思是指胸腹上部的地部经水在此聚集。本穴物质为胸腹上部下行而至的地部经水，聚集本穴后再寻任脉下行，经水由此进入任脉的巨空腔，所以名为"上脘"。

主治 (1)按摩这个穴位，具有和胃降逆、化痰宁神的作用。(2)长期按摩此穴，对反胃、呕吐、食不化、胃痛、腹胀、腹痛、胃炎、胃扩张具有良好的疗效。

精确取穴

该穴位于人体的上腹部，前正中线上，当脐中上5寸。

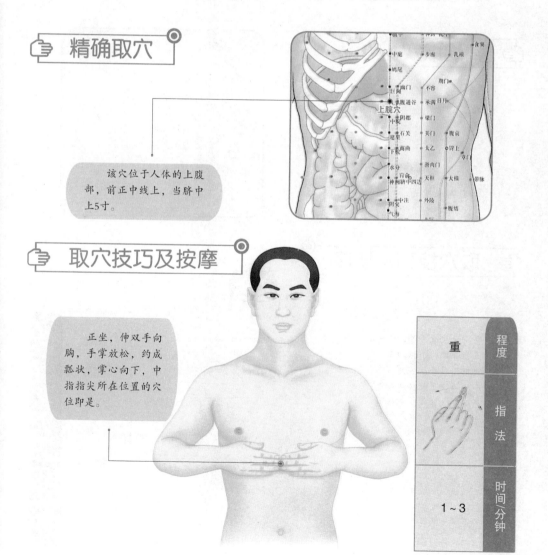

取穴技巧及按摩

正坐，伸双手向胸，手掌放松，约成瓢状，掌心向下，中指指尖所在位置的穴位即是。

程度	重
指法	
时间/分钟	1～3

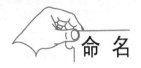

命 名

平线为横，谓旁侧也，本穴平脐，在肚脐之两旁侧，又古之养生家谓"脐下为横津"。横津者，即腹内横通之径路也，相当于现代生理学的横行结肠，故名"大横"。

主治 (1)本穴主治大肠疾患，尤其对习惯性便秘、腹胀、腹泻、小腹寒痛、肠寄生虫等病症，有很好的调理功效。(2)长期按压此穴，对多汗、四肢痉挛、肚腹肥胖等症，也有很好的调理与保健效能。

精确取穴

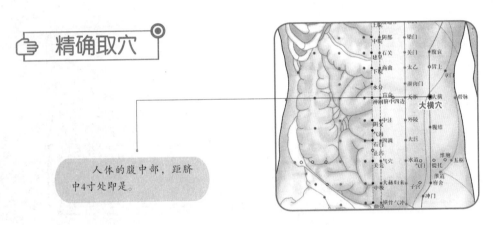

大横穴

人体的腹中部，距脐中4寸处即是。

取穴技巧及按摩

正坐或仰卧，右手五指并拢，手指朝下，将拇指放于肚脐处，则小指边缘与肚脐所对之处即是。再依此法找出左边穴位。

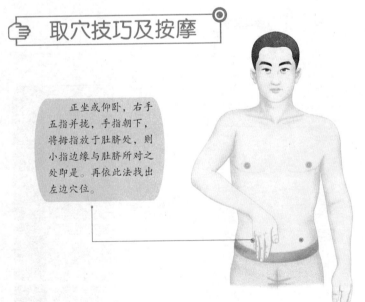

程度	适度
指法	
时间/分钟	1~3

➤ 润肠大穴 之 神阙穴

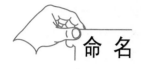

命名

神，尊、上、长的意思，这里指父母或先天；阙，牌坊的意思。"神阙"的意思是指先天或前人留下的标记。此穴位也称"脐中""脐孔""脐舍穴""命蒂穴"等。

主治 (1)按摩这个穴位，有温阳固脱的作用，对小儿泻痢有特效。(2)按摩这个穴位，能够治疗急慢性肠炎、痢疾、脱肛、子宫脱垂、水肿、中风、中暑、肠鸣、腹痛、泻痢不止等。

精确取穴

该穴位于人体的腹中部，脐中央。

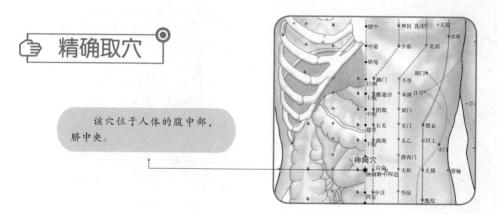

取穴技巧及按摩

在肚脐正中取穴即可。

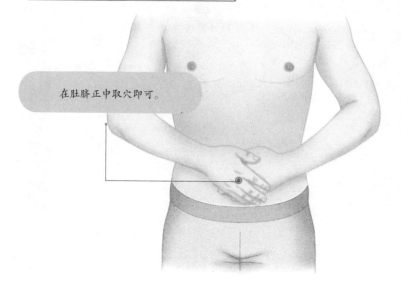

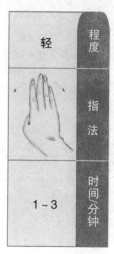

程度	轻
指法	
时间/分钟	1~3

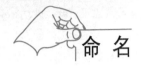

➤ 润肠大穴 ⓩ 小海穴 ································

命名

小与大相对，主孝为阴；海，指穴内气血场覆盖的范围广阔如海。因为小肠与胃相连，胃与水谷之海，又以六经为川，肠胃为海，此处穴位是小肠经脉气汇合之处，比喻小肠之海，气血场的范围极大，故名小海。

主治 (1)长期按摩这个穴位，可以润肠补气、活血通络、清热消炎。(2)长期按压此穴，可以治疗听觉麻痹、下腹痛、四肢无力等病症。

精确取穴

人体的肘内侧，当尺骨鹰嘴与肱骨内上髁之间凹陷处即是。

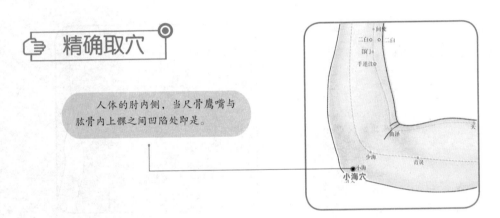

取穴技巧及按摩

伸臂屈肘向头，上臂与前臂约成90度。另手轻握肘尖，大拇指指腹所在的两骨间即是该穴。

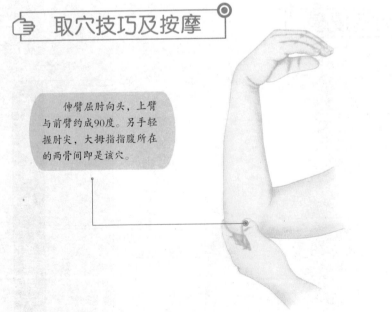

适度	程度
	指法
1~3	时间分钟

➤ 润肠大穴 之 滑肉门穴 ⋯⋯⋯⋯⋯⋯⋯⋯⋯

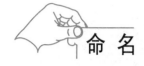

命 名

(1)此穴在腹部软肉处,又可润滑脾胃之门,故曰滑肉门。(2)灵活为滑,以其舌为滑利之肉,考该穴主治吐舌,舌强之疾,因名。(3)此穴近肝脾之处,肝主脂,脾主肉,对于肥胖者去肉、脂肪有很好的效果,因而得名。

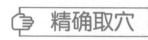

主治 (1) 按摩此穴,可以健美减肥、润滑肠胃。 (2)长期按压本穴,对慢性胃肠病、呕吐、胃出血、月经不顺、不孕症、肠套叠、脱肛等病症,能有很好的调理保健效能。

精确取穴

人体的上腹部,当脐中上1寸,距前正中线2寸处即是。

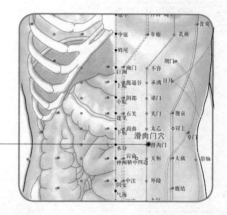

滑肉门穴

取穴技巧及按摩

仰卧或正坐,拇指与小指弯曲,中间三指伸直并拢,手指朝下,以示指第一关节贴于肚脐之上,则无名指第二关节所处位置即是该穴。

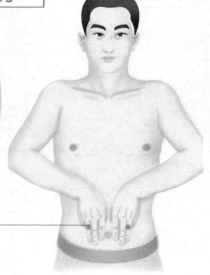

重	程度
	指法
1～3	时间/分钟

护肺大穴 之 鱼际穴

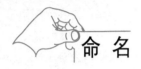

命名 鱼际穴位于大拇指后内侧黑白肉际，隆起如鱼形的肥肉之中，因此穴在该块隆起的边际凹陷处，故名鱼际。

主治 (1) 按摩此穴，可以调理肺气、清热泻火、止咳平喘、解表宣肺。(2)长期按压此穴，对于头痛、眩晕、神经性心悸亢进症、胃出血、咽喉炎、咳嗽、汗不出、腹痛、风寒、脑充血、脑贫血等病症，会有很好的调理保健效能。

精确取穴

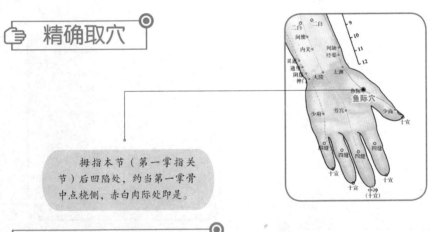

拇指本节（第一掌指关节）后凹陷处，约当第一掌骨中点桡侧，赤白肉际处即是。

取穴技巧及按摩

以一手手掌轻握另手手背，弯曲大拇指，以指甲尖垂直下按第一掌骨侧中点的肉际即是。

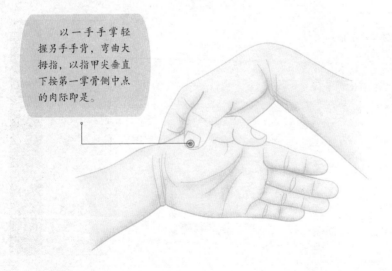

轻	程度
	指法
1~3	时间分钟

➤ 护肺大穴 之 中府穴

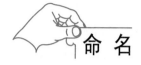

命 名

中，指中焦；府，是聚集的意思。手太阴肺经之脉起于中焦，此穴为中气所聚，又为肺之募穴，藏气结聚之处。肺、脾、胃合气于此穴，所以名为中府。又因位于膺部，为气所过的腧穴，所以又称膺俞。

主治 (1) 此穴可以肃降肺气，和胃利水。(2)按摩此穴可以泻除胸中及体内的烦热，是支气管炎及气喘的保健特效穴。(3) 长期按压此穴，对于支气管炎、肺炎、咳嗽、气喘、胸肺胀满、胸痛、肩背痛等病症，也具有很好的调理保健功效。

精确取穴

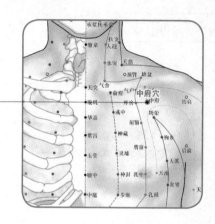

胸前壁的外上方,云门穴下1寸,前正中线旁开6寸,平第一肋间隙处即是。

取穴技巧及按摩

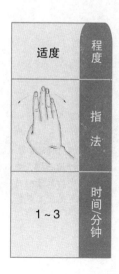

正坐或仰卧,将右手三指（示、中、无名指）并拢,放在胸窝上、中指指腹所在的锁骨外端下即是。

适度	程度
	指法
1~3	时间分钟

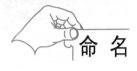

命 名

"扶"是扶持、帮助的意思；"突"的意思是"冲"。这个穴位的意思是大肠经的经气在外部热气的帮助下上行天部。因为此穴的物质是天鼎穴蒸发上行的水湿之气，水湿之气滞重，行到这里时无力上行于天，于是在心的外散之热的扶持下得以上行，所以名为"扶突穴"。

主治 (1)能够清润肺气、平喘宁嗽、理气化痰。(2)经常按摩这个穴位，能够治疗咳嗽、气喘、咽喉肿痛等。

👉 **精确取穴**

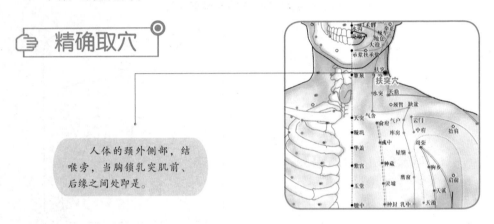

人体的颈外侧部，结喉旁，当胸锁乳突肌前、后缘之间处即是。

👉 **取穴技巧及按摩**

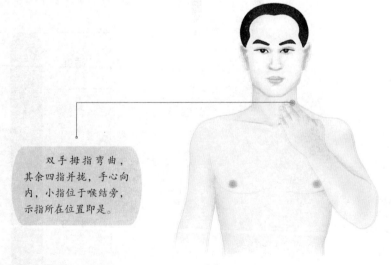

双手拇指弯曲，其余四指并拢，手心向内，小指位于喉结旁，示指所在位置即是。

适度	程度
	指法
1~3	时间/分钟

➤ 护肺大穴 之 迎香穴 ....

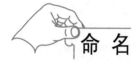

命名

言鼻从此迎香而入，又肺开窍于鼻，本穴可治鼻塞不闻香臭，因名迎香。

主治 (1)本穴主治鼻症，除鼻腔闭塞、嗅能减退、鼻疮、鼻内有息肉。(2)长期按压此穴，对于颜面神经麻痹、颜面组织炎、喘息、唇肿痛、颜面痒肿等病症，能有很好的调理保健功效。

精确取穴 ⊙

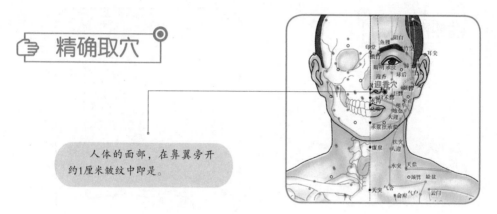

人体的面部，在鼻翼旁开约1厘米皱纹中即是。

取穴技巧及按摩 ⊙

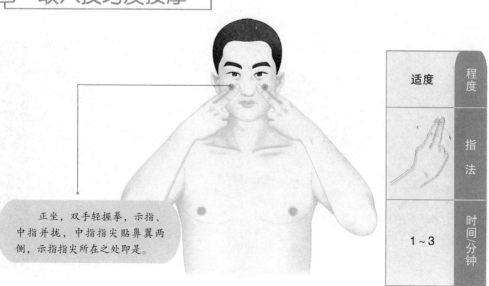

正坐，双手轻握拳，示指、中指并拢，中指指尖贴鼻翼两侧，示指指尖所在之处即是。

适度	程度
	指法
1~3	时间/分钟

➤ 补肾大穴之复溜穴

命 名

复是返还的意思，溜，通作流，本穴位居照海之次，是足肾经脉气所行之经穴，足肾经之脉，至照海而归聚为海，并注输生发为阴蹻脉，至本穴复返而溜行，故名复溜。

主治 (1)本穴能调肾气、清湿热，主治肾炎、睾丸炎、功能性子宫出血、尿路感染、白带过多。(2)常按揉此穴，对于腹胀、泄泻、水肿、盗汗、热汗不出、脚气、腰痛等，都会有很好的保健调理功能。

精确取穴

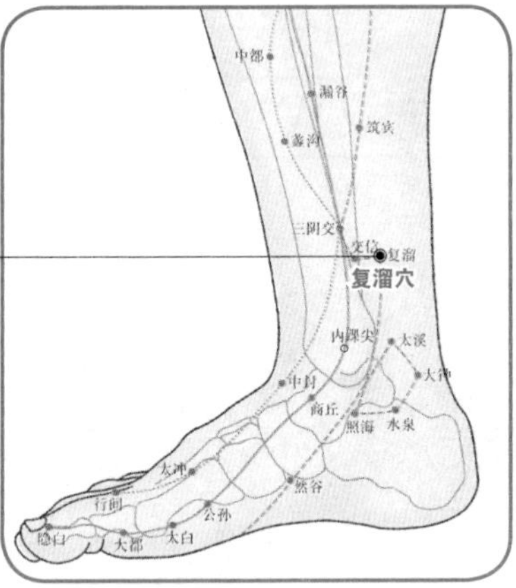

复溜穴位于人体的小腿里侧，脚踝内侧中央上二指宽处，胫骨与跟腱间（或太溪穴直上2寸，跟腱的前方）。

取穴技巧及按摩

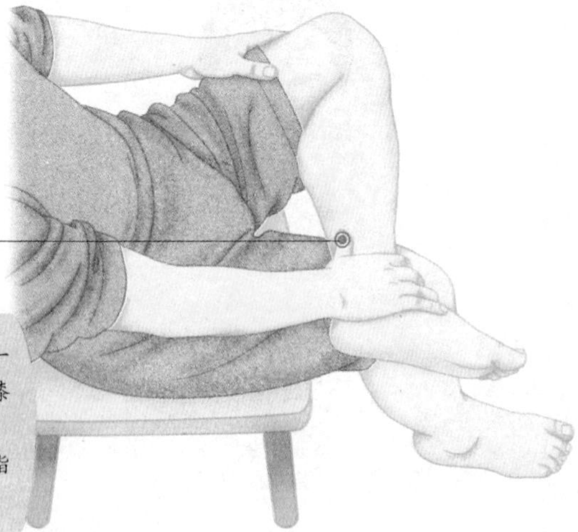

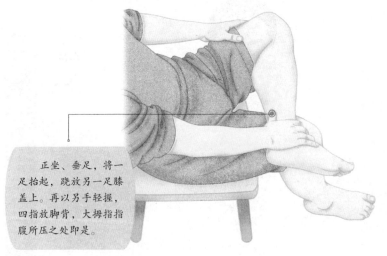

正坐、垂足，将一足抬起，跷放另一足膝盖上。再以另手轻握，四指放脚背，大拇指指腹所压之处即是。

程度	轻
指法	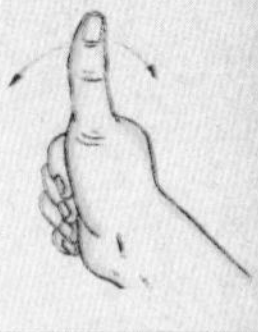
时间/分钟	1～3

➤ 补肾大穴 之 阳辅穴 ....

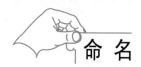

命名

穴为足胆经经脉的五行火穴，位在足外踝上四寸，因处辅骨之外(阳)侧，故名阳辅。

主治 (1)腰肾功能不佳，腰溶溶如坐水中，对膝下浮肿，筋挛、诸节疼痛、痛无常处等病症有特效。(2)长期按压此穴，对偏头痛、全身神经痛、下肢瘫痪、脚气等病症，能有很好的调理保健作用。

☞ 精确取穴

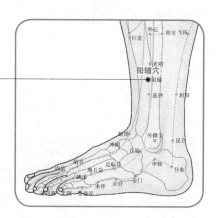

该穴位于人体的小腿外侧，当外踝尖上4寸，腓骨前缘稍前方。

☞ 取穴技巧及按摩

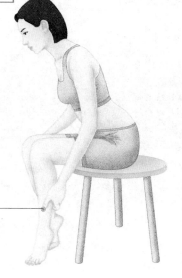

正坐，垂足，稍向前俯身，用左手、掌心向前，四指在内，大拇指在外，由脚跟上向前，抓住小腿跟部，大拇指指腹所在位置的穴位即是。

重	程度
	指法
1~3	时间/分钟

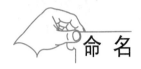

命 名

穴在脐下三寸，为男子藏精，女子蓄血之处，是人生之关要真元之所存，元气(元阴、元阳)交关之所，穴属元气之关隘，故名关元。

主治 (1)有培肾固本、调气回阳之效能，主治阳痿、早泄、月经不调、崩漏、带下、不孕、子宫脱垂、经闭、遗精、全身衰弱。(2)长期按压此穴，对腹泻、腹痛、痢疾、小便不利、尿闭、尿路感染、肾炎等病症，能有很好的调理保健效能。

精确取穴

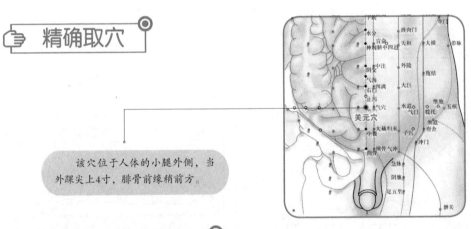

关元穴

> 该穴位于人体的小腿外侧，当外踝尖上4寸，腓骨前缘稍前方。

取穴技巧及按摩

> 正坐，垂足，稍向前俯身，用左手、掌心向前，四指在内，大指在外，由脚跟上向前，抓住小腿跟部，大拇指指腹所在位置的穴位即是。

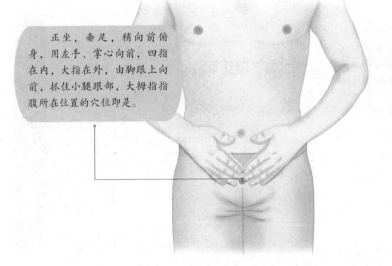

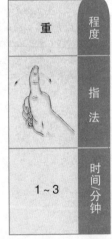

重	程度
	指法
1~3	时间分钟

➤ 补肾大穴 之 阴陵泉穴 ....

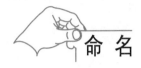

命 名

陵，高大无石之山：泉，高处之水源也，腿之内侧属阴，穴当腓肠肌上方隆起之旁、凹陷中，犹喻阴侧陵下之深泉也，因简称阴陵泉。

主治 (1)阴陵泉为脾经经气聚集之穴，五行属水，与水经的肾和膀胱关系密切，能清脾理热，宣泄水液，化湿通阳，因此对通利小便(癃闭)治脐下水肿有特效。 (2)长期按压此穴，对尿潴留、尿失禁、尿路感染、月经不调，会有很好的调理保健效能。

精确取穴

小腿内侧，胫骨内侧踝后下方凹陷处即是。

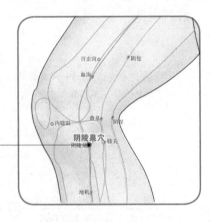

取穴技巧及按摩

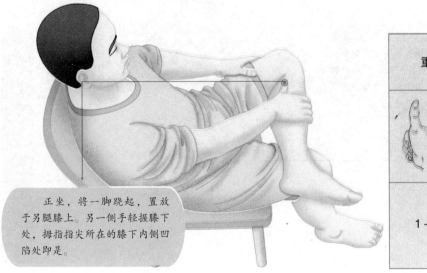

正坐，将一脚跷起，置放于另腿膝上。另一侧手轻握膝下处，拇指指尖所在的膝下内侧凹陷处即是。

程度	重
指法	
时间分钟	1～3

疏肝大穴 之 太冲穴

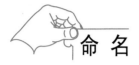

命名 肝也，其原气出于太冲，本穴为肝经之原穴：太，大也，冲者通道也，喻本穴为肝经大的通道所在，亦即原气所居之处，故以为名。

主治 (1)有平肝、理血、通络之效能，主治头痛、眩晕、高血压、失眠、肝炎。(2)长期按压此穴，对月经不调、子宫出血、乳腺炎、肾脏炎、肠炎、淋病、便秘等病症，会有很好的调理保健效能。

精确取穴

该穴位于人体脚背部第一、二跖骨结合部之前凹陷处。

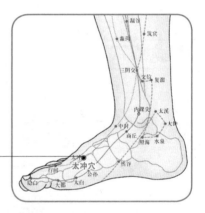

取穴技巧及按摩

正坐，垂足，曲左膝，举脚置座椅上，臀前，举左手，手掌朝下置于脚背，弯曲中指，中指指尖所在的位置即是。

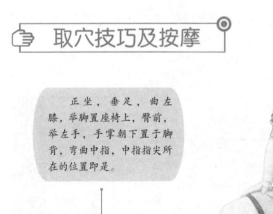

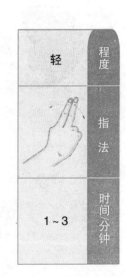

程度	轻
指法	
时间分钟	1~3

➤ 疏肝大穴 之 中冲穴 ....

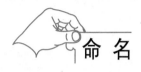
命 名
(1)穴在手中指指端处，为心包经脉气所冲出之处，故名中冲。(2)我国经络学，在手上有六条经脉，开始的穴道都在指甲两侧，仅有本穴在中指端的正中，故名。

主治 (1)《针灸铜人》："治热病、烦闷、汗不出、掌中热、身如火痛、烦满舌强。"(2)长期按压此穴道，对中风、舌强肿痛等病症，能有很好的调理保健效果。

精确取穴 ●

> 该穴位于人体的手中指末节尖端中央。

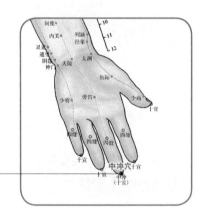

取穴技巧及按摩 ●

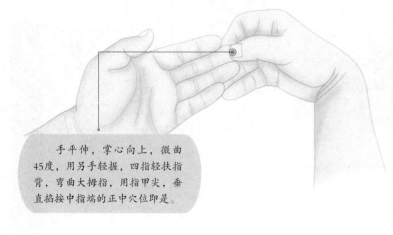

> 手平伸，掌心向上，微曲45度，用另手轻握，四指轻扶指背，弯曲大拇指，用指甲尖，垂直掐按中指端的正中穴位即是。

程度	重
指法	
时间分钟	1~3

→ 疏肝大穴 之 章门穴

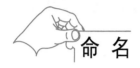

命 名

章门者是五脏(肝、心、脾、肺、肾)之气出入交经的门户，并为主治五脏病变之门户，故名章门。

主治

(1)本穴为五脏精气之会穴，有舒肝行气之特效，主治心胸郁闷、胃痉挛，肝气郁结、胸胁疼痛，有特效。(2)长期按压此穴，对肝脾肿大、肝炎、肠炎、泄泻、腹胀、呕吐等病症，会有很好的调理保健效能。

精确取穴

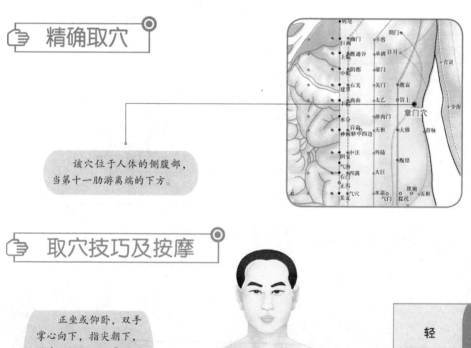

该穴位于人体的侧腹部，当第十一肋游离端的下方。

取穴技巧及按摩

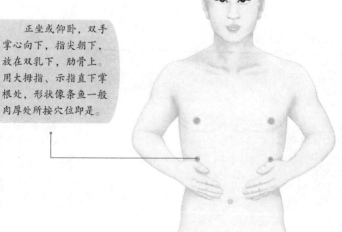

正坐或仰卧，双手掌心向下，指尖朝下，放在双乳下，肋骨上。用大拇指、示指直下掌根处，形状像条鱼一般肉厚处所按穴位即是。

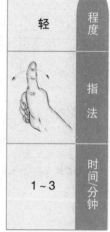

轻	程度
	指法
1~3	时间分钟

➡ 疏肝大穴 之 期门穴 ....

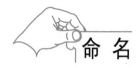

命 名

期，周一岁也，岁有十二月，三百六十五日，肝经为十二经脉（应十二月）之终，期门为三百六十五穴（应一年之日）之终，故以期名。又本穴为人之气血归入的门户，故名期门。

主治
(1)有疏肝、利气、化积通瘀之效能，主治肋间神经痛、肝炎、胆囊炎、胸胁胀满。
(2)长期按压此穴，对腹胀、呕吐、乳痛等病症，有很好的调理保健效能。

☞ 精确取穴 ◉

该穴位于胸部，当乳头直下，第六肋间隙，前正中线旁开4寸。

☞ 取穴技巧及按摩 ◉

正坐，举双手，掌心向下，指尖相对，放在双乳下，肋骨上，大拇指、示指直下掌根处的鱼际所按穴位即是。

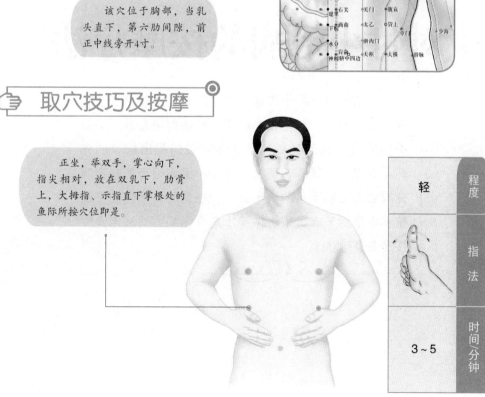

	程度
轻	
	指法
3~5	时间/分钟

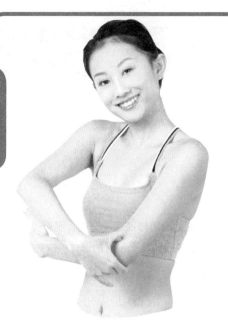

第 4 章

对付小毛病的按摩疗法

现代人由于紧张忙碌的生活方式，身体总是超负荷运转，时间一长，就会出现一些疲劳倦怠甚至不舒服的信号。这些其实都是身体向我们提出抗议的先兆。如果不予理睬，那么，这些小毛病很可能就会演变成非上医院不可的大毛病了。在这时，我们最好调整一下生活节奏，或者按照本章介绍的方法利用穴位按摩来进行舒压。

本章看点

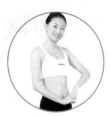
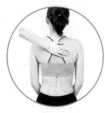
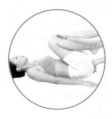
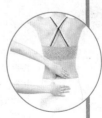

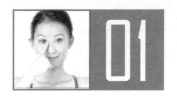

01 眼睛疲劳

病症概述

眼睛疲劳时，不仅疼痛，而且视物模糊不清，还会引起头痛、头重、肩膀僵硬等症状。调节性眼睛病劳、肌性眼睛疲劳可能导致近视、散光，或左右眼度数不同的老花眼等。

病理病因

长时间用眼，注意力长时间过度集中而眨眼次数少，角膜表面干燥，产生角膜刺激症状。现代人过长时间注视电脑荧光屏而没有适当的放松和调节，容易导致一些眼部症状。用眼不卫生，在强光、弱光等环境下长时间看书，戴度数不符的眼镜都有可能产生视疲劳。

 对症按摩 | 精确取穴 ▶

健康贴士

减少光反射，避免强光，电脑荧光屏的亮度要适当。注意眼睛休息，通常连续用眼1小时，休息5~10分钟。在车上不要看电视或者看书。

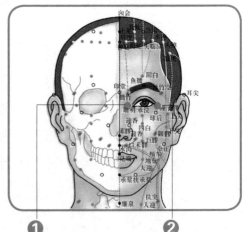

❶ 睛明
双目之内眦外上方约0.1寸凹陷处。

❷ 瞳子髎
眼外角外侧，在眼眶骨外缘凹陷中。

按摩步骤 ▼

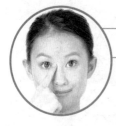

step 1 ←
按摩部位：睛明
按摩手法：指压
按摩时间：5分钟
按摩力度：★★

→ step 2
按摩部位：瞳子髎
按摩手法：示指指压
按摩时间：3分钟
按摩力度：★★

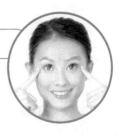

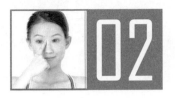

YAN JING YANG

眼睛痒

病症概述	发病时患者会感觉到奇痒难忍，有的还有灼热感，天热时或揉眼后感觉更强烈。患者还会有轻度畏光、流泪，分泌物为黏丝状。因为多发于青少年，又被称为青少年性结膜炎。
病理病因	又被称为春季卡他性结膜炎。每当春暖花开时发病，春夏季多发，到秋末天寒时症状消失，所以这是一种过敏性、季节性、反复发作的双眼性结膜炎症，一般认为与花粉、毛发、日光、浮尘等有关，该病虽然没有传染性，但可能合并其他过敏性疾病。

 对症按摩 | 精确取穴 ▶

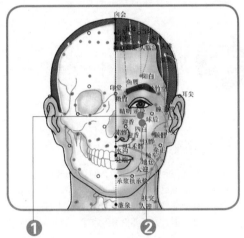

健康贴士

尽可能避开有关过敏原，尽量避免接触花粉、粉尘；发病季节出门避开强光刺激。发痒时可冷敷，不可手揉或热敷。发病期间最好不要吃羊肉及鱼虾类发物。

❶ 承泣
人体面部，瞳孔直下，眼球与眼眶下缘之间。

❷ 四白
人体面部，目平视，瞳孔直下1寸，当眶下孔处。

按摩步骤 ▼

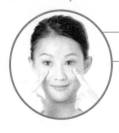

step 1 ←

按摩部位：承泣
按摩手法：按压
按摩时间：3分钟
按摩力度：★ ★

→ step 2

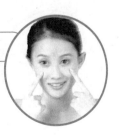

按摩部位：四白
按摩手法：中指指压
按摩时间：5分钟
按摩力度：★ ★ ★

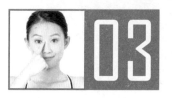

YAN JING CHONG XUE

03 眼睛充血

病症概述 　　一开始觉得视力不清、眼睛酸涩、眼皮沉重，但最后往往会造成眼球疼痛、眼睛充血等严重症状，而会有这些症状都是因为用眼过度或睡眠不足而引起的眼睛充血。

病理病因 　　巩膜上毛细血管的扩张，引起巩膜发红这是造成眼睛充血的直接原因。眼睛遭到某种刺激，就会引发眼睛充血，这时巩膜马上变得通红，待刺激因素消除后，通红的眼球又变得洁白。眼睛充血后一定要找到原发疾病，积极治疗原发疾病，可以缓解眼睛充血症状。

 对症按摩 ｜ 精确取穴 ▶▶

健康贴士

　　刺激眼睛附近的穴道时，刚开始要以较轻的力量，然后再慢慢地加强力道。由于双手会接触到眼球，因此手部要保持清洁，指甲太长的人要注意不要伤害到眼球。

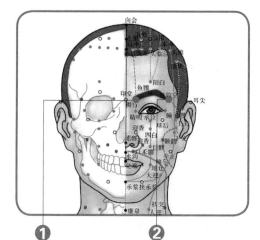

❶ 攒竹
面部，当眉头陷中，眶上切迹处即是。

❷ 丝竹空
该穴位于人体的面部，眉梢凹陷处。

按摩步骤 ▼

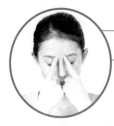

step 1 ←

按摩部位：攒竹
按摩手法：指压
按摩时间：1分钟
按摩力度：★★

→ step 2

按摩部位：丝竹空
按摩手法：指压
按摩时间：1分钟
按摩力度：★★

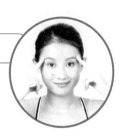

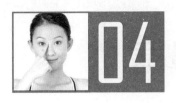

ER MING
04 耳鸣

病症概述

耳鸣是患者耳内或头内有声音的主观感觉，因听觉机能紊乱而引起。持续性耳鸣可有单一频率或多频率声调的混合。节律性耳鸣多与血管跳动一致，偶尔与呼吸一致，耳鸣的频率较低。

病理病因

耳鸣是指自觉耳内鸣响，外耳疾病或血管性疾病都会发生耳鸣。其他一些全身性疾病也能引起耳鸣：自主神经紊乱、脑供血缺乏、中风前期、高血压、低血压、贫血、糖尿病、营养不良等。过度疲劳、睡眠不足、情绪过于紧张也可导致耳鸣的发生。

对症按摩 | 精确取穴 ▶▶

健康贴士

饮食上应减少肥甘；肾虚耳鸣耳聋者，应减少温燥食物；脾虚病人忌饮浓茶、咖啡、酒等刺激性饮料。另外，应多食含铁丰富或含锌丰富的食物，多吃豆制品。

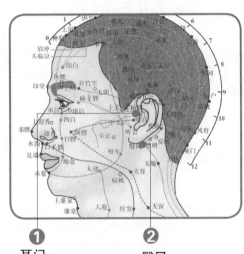

❶ 耳门
在耳屏上切迹前，耳珠上的缺口前，张口凹陷处。

❷ 翳风
位于耳垂后，乳突前下方凹陷处。

按摩步骤 ▼

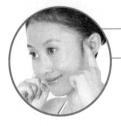

step 1 ←

按摩部位：耳门
按摩手法：点按
按摩时间：3分钟
按摩力度：★★★

→ step 2

按摩部位：翳风
按摩手法：按压
按摩时间：5分钟
按摩力度：★★★

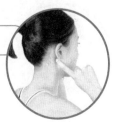

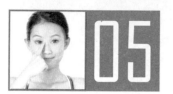

LIU BI SHUI　BI SE

流鼻水、鼻塞

 对症按摩 ┃ 精确取穴 ▶▶

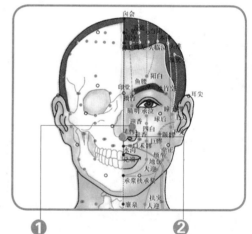

❶ 迎香
人体的面部，在鼻翼旁开约1厘米皱纹中即是。

❷ 素髎
位于鼻尖正中。

📎 健康贴士

　　平时应注意均衡饮食，并养成运动的习惯，提高机体免疫力。冬天出门应注意鼻部的保暖。多喝水、多食用温和的食物，避免辛辣刺激食物，都可以改善症状。

按摩步骤 ▼

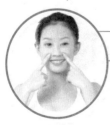

step 1 ←

按摩部位：迎香
按摩手法：按揉
按摩时间：3分钟
按摩力度：★★

→ step 2

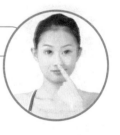

按摩部位：素髎
按摩手法：指压
按摩时间：3分钟
按摩力度：★★

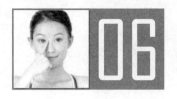

06 脸部浮肿

病症概述

早晨起床后，眼睑及颜面常出现轻度浮肿，下肢有凹陷性水肿或紧绷感。随着活动，逐渐减轻消退。多数学者认为与神经精神因素及自主神经功能紊乱有关。

病理病因

血液循环系统效果变差，来不及将体内多余的废水排出去，水分滞留在微血管内，甚至回渗到皮肤中，便产生了膨胀浮肿现象。容易脸部浮肿族群包括了习惯在睡前大量喝水的人、经常久坐不动的人、饮食口味重的人、经常熬夜的人以及天生体质代谢差的人。

 对症按摩 ｜ 精确取穴 ▶

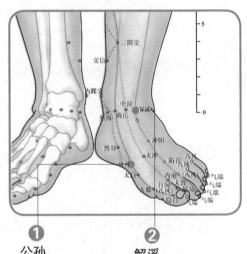

健康贴士

长期坚持适当锻炼，以增强体质。食物以含有丰富的蛋白质、维生素及无机盐，低脂肪、低胆固醇，少糖、少盐为原则。起居有规律，睡前不要大量喝水。

① 公孙
足内侧第一跖骨基底部前下缘，第一跖关节后一寸处。

② 解溪
足背与小腿交界处的横纹中央凹陷处，当踇长伸肌腱与趾长伸肌腱之间。

按摩步骤 ▼

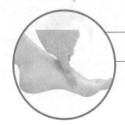

step 1 ←

按摩部位：公孙
按摩手法：按揉
按摩时间：5分钟
按摩力度：★★★

→ **step 2**

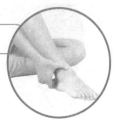

按摩部位：解溪
按摩手法：按揉
按摩时间：3分钟
按摩力度：★★

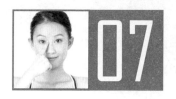

肌肤干燥

○ **病症概述**

　　秋冬季节，人体的皮脂、水分分泌会逐渐减少，皮肤明显变得干燥，脸感到紧绷，用手掌轻触时，没有湿润感，身体其他皮肤呈现出干巴巴的状态，有的部位有干燥脱皮现象。

○ **病理病因**

　　极端的减肥及偏食，使皮肤失去充分的营养，弹性降低，水分缺乏，变得干燥而脆弱。室内的暖气温度过高、使用过热的水洗澡、使用具刺激性的香皂或清洁剂、过度使用化妆品使皮肤自身循环能力减弱而变得干燥。妇女在绝经后雌激素分泌减少，也可能导致皮肤干燥。

 对症按摩 | 精确取穴 ▶

健康贴士

　　喝足够的水，补充体内水分，多吃水果蔬菜，补充维生素A。洗澡时采用适当水温，过热的水会加重皮肤的干燥。坚持锻炼，增强自身循环系统的代谢能力。

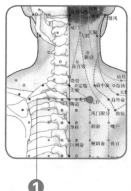
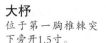
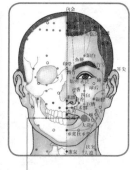

❶ **大杼**
位于第一胸椎棘突下旁开1.5寸。

❷ **地仓**
人体的面部，口角外侧，上直对瞳孔处即是。

按摩步骤 ▼

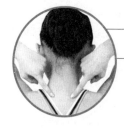

step 1 ⬅

按摩部位：大杼
按摩手法：按压
按摩时间：3分钟
按摩力度：★ ★ ★

➡ step 2

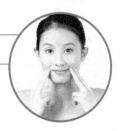

按摩部位：地仓
按摩手法：指压
按摩时间：3分钟
按摩力度：★ ★

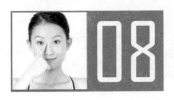

DA PEN TI KE SOU

08 打喷嚏、咳嗽

病症概述

感冒、花粉过敏都可能引起打喷嚏或咳嗽。越是在重要的时刻越容易一直不停地打喷嚏、咳嗽。重要会议进行中，越想停止越无法扼制，更容易因情绪紧张而越来越严重。

病理病因

打喷嚏是人体的一种生理反射活动。在呼吸时，鼻腔吸入一些灰尘、花粉；感冒时，鼻黏膜充血、分泌物增加，使鼻黏膜受到刺激，都会引起打喷嚏。有时，人在情绪激动或遇到强光刺激、寒栗及某些疾病发作时，也会引起打喷嚏。

 对症按摩 | 精确取穴 ▶

健康贴士

坚持锻炼、增强抵抗力。
远离过敏原。
加强保暖意识、避免受凉或感冒引发鼻炎。
注意个人和鼻腔的卫生。

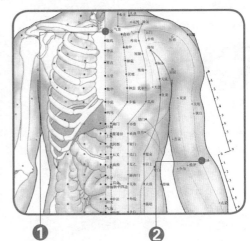

❶ 天突
位于颈部中央，喉结靠下胸骨上方前的凹陷处。

❷ 尺泽
位于手肘内侧，关节中央略偏拇指侧。

按摩步骤 ▼

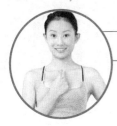

step 1 ←

按摩部位：天突
按摩手法：指压
按摩时间：3分钟
按摩力度：★★★

step 2 →

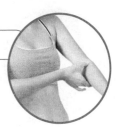

按摩部位：尺泽
按摩手法：指压
按摩时间：5分钟
按摩力度：★★★

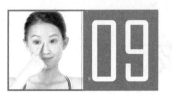

KOU CHOU

09 口臭

○ **病症概述**
口臭是因机体失调导致口内出气发臭的一种病症。表现为呼气时有明显臭味，刷牙、漱口或嚼口香糖都无法掩盖。口臭多是某些口腔、鼻部和全身性疾病的一个症状。

○ **病理病因**
口臭分为单纯性口臭和继发性口臭。单纯性口臭多由口腔不洁或不良生活习惯引起。长期不注意口腔卫生和保健，导致牙石、牙垢在牙齿表面大量堆积，使牙龈充血发炎，进食时导致牙龈出血，就会引起口臭。引起继发性口臭的原因很复杂，消化道疾病是主要原因。

 对症按摩 | 精确取穴 ▶

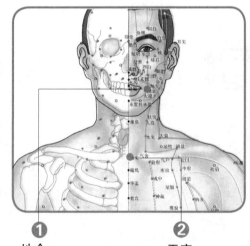

❶ 地仓
位于人体的面部，口角外侧，上直对瞳孔。

❷ 天突
颈部，当前正中线上，两锁骨中间，胸骨上窝中央。

健康贴士

饭后漱口，特别是注意剔除残留在牙缝中的肉屑。吃饭不宜过饱，空腹时间不宜过长。就餐前做十余次深呼吸。两餐之间吃些水果有助于避免或减轻口臭。

按摩步骤 ▼

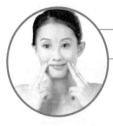

step 1 ←

按摩部位：地仓
按摩手法：按法
按摩时间：3分钟
按摩力度：★★

→ step 2

按摩部位：天突
按摩手法：点按
按摩时间：5分钟
按摩力度：★★★

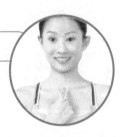

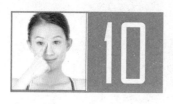

JING BU JIANG YING

10 颈部僵硬

病症概述	长时间低头工作的人员，常常觉得肌肉负担沉重，变得僵硬。长期处于这种姿势会导致软组织的劳损和椎间盘的损伤，脖子有酸胀感，严重的还会引起放射状疼痛和头晕呕吐症状。
病理病因	姿势不良是造成颈部酸痛僵硬的最常见原因，尤其是以长期坐姿不良为主。坐姿不良主要的表现是驼背、头颈向前伸，这样颈部后方肌肉必须额外负担以支撑向前伸的头的重量，以避免头部往下垂。这样，时间一久，颈部就可能出现酸痛僵硬。

对症按摩 | 精确取穴 ▶

健康贴士

行走和端坐要抬头挺胸，尽量维持上半身直立，避免弯腰驼背。需要长时间抬头或低头的人，经常做一些放松肌肉、伸展关节的动作，以减轻颈椎压力。

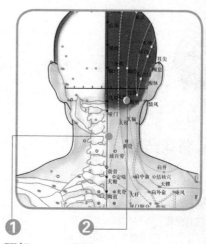

❶ 颈部　　**❷ 风池**

后颈部，后头骨下，两条大筋外缘陷窝中，相当于与耳垂齐平。

按摩步骤 ▼

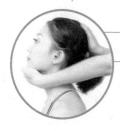

step 1 ←

按摩部位：颈部
按摩手法：摇法
按摩时间：1分钟
按摩力度：★★

→ step 2

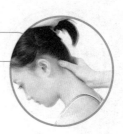

按摩部位：风池
按摩手法：点拿
按摩时间：5分钟
按摩力度：★★★

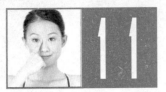

XIAO TUI CHOU JIN

小腿抽筋

病症概述

小腿抽筋也叫腿肚子抽筋，医学上称之为腓痉挛。是一种肌肉突然、不自主地强直收缩的现象，会造成肌肉僵硬、疼痛难忍。但这种情况即使不予医治也能慢慢自愈。

病理病因

寒冷的刺激容易引起腿抽筋；疲劳过度，如当长途旅行、爬山、登高时，小腿肌肉最容易发生疲劳，当它疲劳到一定程度时，就会发生痉挛；当人体血液中钙离子浓度太低时，肌肉容易兴奋而痉挛，青少年生长发育迅速，很容易缺钙，因此就常发生腿部抽筋的现象。

对症按摩 | 精确取穴 ▶

健康贴士

补充钙和维生素D，多吃虾皮、牛奶、豆制品等；锻炼时要充分做好准备活动，再参加各种激烈运动或比赛；要注意保暖，不让局部肌肉受寒。

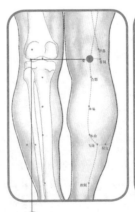

❶ **委中**
站立时膝后弯曲处横纹的正中央。

筑宾 ❷
位于小腿内侧，脚踝上方约有五根手指的距离，胫骨侧后方约2厘米宽之处的腿肚中。

按摩步骤 ▼

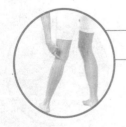

step 1 ←

按摩部位：委中
按摩手法：拇指指压
按摩时间：5分钟
按摩力度：★ ★ ★ ★

→ step 2

按摩部位：筑宾
按摩手法：拇指指压
按摩时间：5分钟
按摩力度：★ ★ ★ ★

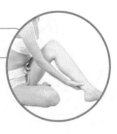

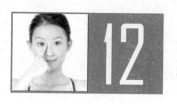

JIAO MA

12 脚麻

○ **病症概述**

　　手脚麻木是人们日常生活中常常会出现的症状，如怀孕、不正确睡姿、如厕蹲久了均可引发。发作时患者脚底感到冰冷及酸麻，一动即痛。

○ **病理病因**

　　脚发麻的根本原因是血液的循环受阻，坐骨神经以及其他属于下肢的神经失去了血液的濡养。具体原因有：长时间保持不正确的坐姿，造成下肢的血液循环不流通；缺乏维生素C或者缺镁缺铁；扁平足压迫足底神经及血管，导致血流不畅，肢体供氧不足。

 对症按摩 | 精确取穴 ▶

健康贴士

　　按摩过程中，会有麻麻的感觉，要稍加忍耐；平时不要长时间保持一个坐姿，避免下肢长时间受到压迫而使血液不流通；多注意运动，促进血液循环的畅通。

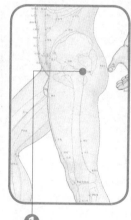

❶ **环跳**
侧卧屈股，股骨大转子最凸点与骶管裂孔连线的外1/3与中1/3交点处。

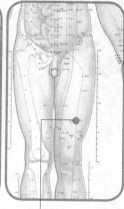

❷ **伏兔**
大腿前面，髂前上棘与髌骨外侧端的连线上，髌骨上6寸处。

按摩步骤 ▼

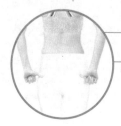

step 1 ←

按摩部位：**环跳**
按摩手法：**按揉**
按摩时间：**5分钟**
按摩力度：★ ★ ★ ★

→ step 2

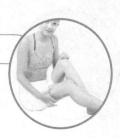

按摩部位：**伏兔**
按摩手法：**按压**
按摩时间：**5分钟**
按摩力度：★ ★ ★

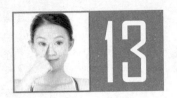

JIAO DI BING LENG

13 脚底冰冷

○ **病症概述**

天气一冷，就有许多人感觉全身发冷,手脚尤其冰凉。躲进被窝许久，双脚依然冰冷，让人迟迟无法入睡。这种情况，就属于中医所说的"阳虚"，俗称"冷底"或是"寒底"。

○ **病理病因**

温度降低，人体血管收缩、血液回流能力减弱，使得部分血液循环不畅而导致脚底冰冷。通常脚容易发冷的人血液循环都不好，所以必须要以抓捏来通血。抓捏穴道时，记得一定要耐得住痛，如此才能使血液畅通，使脚底温热起来。在睡前做穴道疗法效果会更佳。

✚ **对症按摩** | 精确取穴 ▶

健康贴士

常吃芝麻、花生。这些食物富含维生素E，可以帮助维生素B的吸收，加强对抗寒冷的能力。维生素E还有扩张血管的作用，可以加强肢体末梢的血液循环。

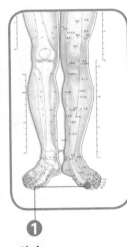

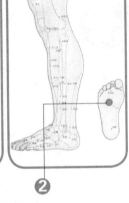

❶ 隐白
脚蹈趾边缘凸骨结束的地方。

❷ 涌泉
足底部，在足前部凹陷处，第二、三趾趾缝纹头端与足跟连线的前1/3处。

按摩步骤 ▼

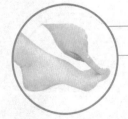

step 1 ←

按摩部位：隐白
按摩手法：指压
按摩时间：2分钟
按摩力度：★★★

→ step 2

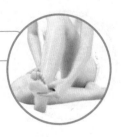

按摩部位：涌泉
按摩手法：指压
按摩时间：2分钟
按摩力度：★★★

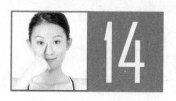

14 JIAO MU ZHI CE WAN

脚踇趾侧弯

病症概述	穿浅口高跟鞋时，高跟鞋重心在前面，身体的重量集中于此，使脚趾的负担加重，脚踇趾会向小趾方向侧弯，也就是所谓的踇趾侧弯，会逐渐演变成脚部疼痛。
病理病因	脚踇趾侧弯的主要病因，在于大踇趾基底部关节脱位，引起大踇趾向小趾的方向侧弯。穿太紧及高跟的鞋子是踇趾侧弯的主要原因。其他内在的因素像先天性外翻，因关节角度先天异常，或是像扁平足外张、跟腱挛缩等，也都会造成踇趾的侧弯。

 对症按摩 | 精确取穴 ▶

健康贴士

为防止症状愈变愈严重，尽早指压脚踇趾根部的太冲穴及公孙穴，让脚踇趾恢复原来的形状。透过此穴道指压疗法，能使被挤压在鞋中的脚踇趾得到解放。

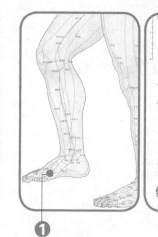
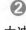
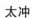

①公孙
足内侧第一跖骨基底部前下缘，第一趾关节后1寸处。

②太冲
位于人体脚背部第一、二跖骨接合部之前凹陷处。

按摩步骤 ▼

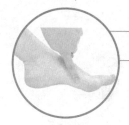

step **1** ←

按摩部位：公孙
按摩手法：指压
按摩时间：5分钟
按摩力度：★★★

→ step **2**

按摩部位：太冲
按摩手法：指压
按摩时间：5分钟
按摩力度：★★★

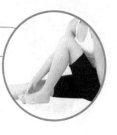

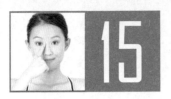

SHI MIAN

15 失眠

〇 **病症概述**	又称为"不寐""不得眠""不得卧""目不瞑"，是经常不能正常睡眠的一种病症。常伴有白天精神状况不佳、反应迟钝、疲倦乏力，严重影响日常生活和工作学习。
〇 **病理病因**	任何身体的不适症状均可导致失眠；不良的生活习惯，如睡前喝浓茶、咖啡，吸烟等均可造成失眠；因某个事件特别兴奋或者忧虑会导致机会性失眠。

✚ 对症按摩 | 精确取穴 ➡

 健康贴士

床的硬度和枕头的高度应适中；生活有规律，定时休息，晚餐不宜过饱，睡前不饮茶和咖啡等刺激性饮料；以清淡而富含蛋白质、维生素的饮食为宜。

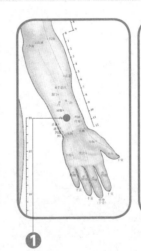

❶ **内关**
位于前臂正中,腕横纹上2寸,在桡侧屈腕肌腱同掌长肌腱之间。

❷ **三阴交**
小腿内侧，足内踝尖上3寸，胫骨内侧缘后方即是。

按摩步骤 ▼

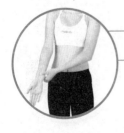

step 1 ←

按摩部位：内关
按摩手法：掐法
按摩时间：2分钟
按摩力度：★★★

→ step 2

按摩部位：三阴交
按摩手法：按揉
按摩时间：4分钟
按摩力度：★★★

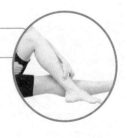

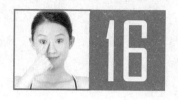

16 TOU YUN MU XUAN

头晕目眩

病症概述	回转性眩晕主要症状为天旋地转；诱发性眩晕通常发生在突然将头后仰，或坐着站起时；浮动性眩晕则会使人好像踩在棉花上；动摇性眩晕会让病人如临地震，出现上下动摇的眩晕感。
病理病因	头昏目眩是脑神经失调的一种表现。如果只是偶然发生，那可能是因熬夜、用脑过度或室内空气太闷，造成脑缺氧。但若是一再发生，则要考虑贫血、低血糖、直立性低血压、高血压、颅内压降低、神经衰弱、午睡不当、鼻炎、贫血、药物副作用等原因。

 对症按摩 | 精确取穴 ▶

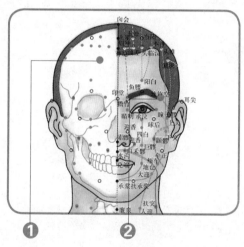

健康贴士

急性头晕目眩发作的病人，应静卧、解除精神紧张；忌食酒、咖啡这类刺激亢奋性的物品；补充维生素C丰富的水果，如柠檬、葡萄、奇异果等。

❶ 头部

❷ 丝竹空
人体的面部，眉梢凹陷处。

按摩步骤 ▼

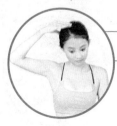

step **1** ←

按摩部位：头部
按摩手法：抓捏
按摩时间：5分钟
按摩力度：★★★

step **2** →

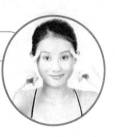

按摩部位：丝竹空
按摩手法：揉法
按摩时间：3分钟
按摩力度：★★

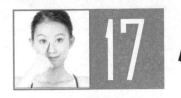

XIN JI

心悸

○ **病症概述**

自觉心跳心慌，时作时息，并有善惊易恐，坐卧不安，甚则不能自主。心俞穴具有调整心脏机能的功效。心悸时可指压此穴道，让心情平静下来，这样才能以平常心去思考判断。

○ **病理病因**

受焦虑、紧张、情绪激动、精神创伤等因素的影响，中枢的兴奋和抑制过程发生了障碍，心血管系统也随着产生紊乱，引起一系列交感神经张力过高导致心悸。此外，体力活动太少，稍有活动或少许劳累身体不能适应，因而产生过度的心血管反应而导致心悸。

 对症按摩 | 精确取穴 ▶

健康贴士

情绪紧张时，呼吸会呈现浅平而急促的状态，这时要改以腹式呼吸法，先深呼吸，将气慢慢地推到丹田，腹部会慢慢地暖和起来，因此也就能稳定紧张的情绪。

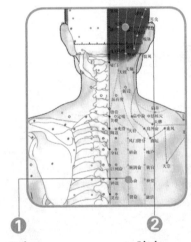

❶ **心俞**
在背部，当第五胸椎棘突下，旁开1.5寸。

❷ **脑空**
枕外隆凸上缘外侧、头正中线旁开2.25寸。

按摩步骤 ▼

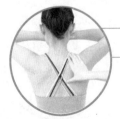

step 1 ←

按摩部位：心俞
按摩手法：指压
按摩时间：5分钟
按摩力度：★★★

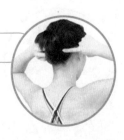

→ step 2

按摩部位：脑空
按摩手法：按揉
按摩时间：3分钟
按摩力度：★★

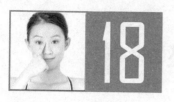

XIN QING FAN ZAO

18 心情烦躁

病症概述	心情烦躁大多是由于头脑及身体的自律神经失衡导致。其实烦躁也是一种病症，是心烦躁动之证。烦为心热、郁烦；躁为躁急、躁动。烦与躁常同时出现，但是一般有先后之别。
病理病因	若先躁后烦，则称为躁烦。烦躁有虚实寒热之分。在外感热病中，凡不经汗下而烦躁者多汗，汗下后烦躁者多虚。所以当你心情烦躁时，就要赶快动一动身体尽量伸展身体肌肉。如不想运动的话，可以自行调整呼吸。边采取腹式呼吸边伸直背部肌肉。

对症按摩 ｜ 精确取穴 ▶

健康贴士

　　以吹风机温热巨阙穴及手肘外侧，待自律神经逐渐调整好后，心情便会好转。但指压巨阙穴时要边吐气边进行；而手肘部位则以手掌来温热即可。

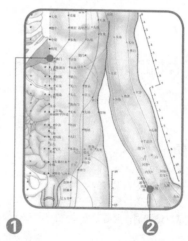

❶ 巨阙
脐上6寸正中线上。

❷ 神门
位于腕掌横纹尺侧端凹陷处。

按摩步骤 ▼

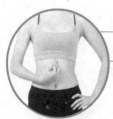

step **1** ←

按摩部位：巨阙
按摩手法：按揉
按摩时间：5分钟
按摩力度：★★★

→ step **2**

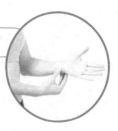

按摩部位：神门
按摩手法：按揉
按摩时间：3分钟
按摩力度：★★★

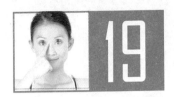

19 JIU ZUI SU ZUI

酒醉、宿醉

病症概述	宿醉是由于过量饮酒导致的醉酒后状态。身体症状包括疲劳、头痛、眩晕、恶心、口渴、胃痛、呕吐、失眠和血压升高或降低。精神症状包括急性焦虑、易怒、过分敏感、抑郁。
病理病因	一般醉酒期间的血液酒精浓度越高，随后出现的症状越重。有严重的宿醉，就表示肝脏的负荷量过重。正常人少量饮酒后，肝脏可将其代谢解毒，不至于引起肝损伤。但长期过量饮酒可导致肝细胞和肝功能损害。因此，宿醉时，要指压有提升肝功能效用的穴道。

✚ 对症按摩 | 精确取穴 ▶

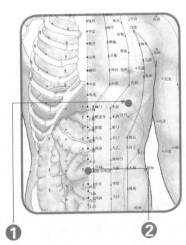

 健康贴士

洗澡时用温水冲淋"肝俞穴"，一边吐气一边冲淋能达到很好的效果。

一次过量饮酒，危害不亚于轻型肝炎，经常过量饮酒，会导致肝硬化，所以不要酗酒。

❶ **期门**
位于胸部，当乳头直下，第六肋间隙，前正中线旁开4寸。

❷ **神阙**
位于人体的腹中部，脐中央。

按摩步骤 ▼

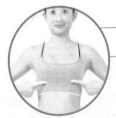

step **1** ←
按摩部位：期门
按摩手法：按压
按摩时间：3分钟
按摩力度：★★★

→ step **2**
按摩部位：神阙
按摩手法：指压
按摩时间：3分钟
按摩力度：★★★

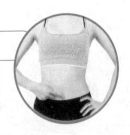

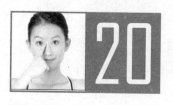

YUN CHE

20 晕车

病症概述

有些人坐上汽车后没多久就觉得头晕，上腹部不舒服，出冷汗，并出现恶心甚至呕吐的症状。当汽车急刹车、急转弯或突然启动时表现得更厉害，下车后休息片刻症状即可减轻。

病理病因

晕车是晕动病的一种，是由于人体内耳前庭平衡感受器受到过度运动刺激，前庭器官产生过量生物电，影响神经中枢而出现的出冷汗、恶心、呕吐、头晕等症状群。平常我们习惯于在地面上行走，而不习惯于乘车时车上的上下颠簸和动摇不定。按摩可以帮助这些容易晕车的人避免出现不适症状。

对症按摩 | 精确取穴 ▶

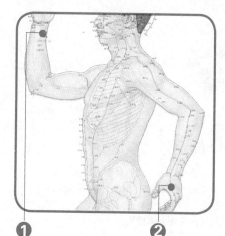

健康贴士

平时多做转头、弯腰转身及下蹲等动作，以增加前庭器官的耐受性；乘车时最好闭目养神，尽量限制头部运动，可将头靠在背椅上固定不动，以减少加速度和旋转的刺激。

❶ 内关
位于前臂正中,腕横纹上2寸,在桡侧屈腕肌腱同掌长肌腱之间。

❷ 合谷
手背第一、二掌骨间，第二掌骨桡侧的中点处即是。

按摩步骤 ▼

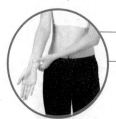

step 1 ←

按摩部位：内关
按摩手法：指压
按摩时间：5分钟
按摩力度：★★★

→ step 2

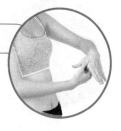

按摩部位：合谷
按摩手法：指压
按摩时间：3分钟
按摩力度：★★★

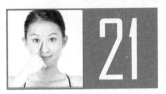

FU ZHANG

21 腹胀

病症概述

腹胀是一种常见的消化系统疾病症状。可以是一种主观上的感觉，患者感到腹部的一部分或全腹部胀满；也可以是一种客观上的检查所见，发现患者腹部一部分或全腹部膨隆。

病理病因

食糜在肠子里停留时间过长，在细菌的作用下，就可以引起食糜发酵，产生大量的气体，引起腹胀；肠壁血液循环发生障碍，影响肠腔内气体吸收，就会引起腹胀；肠蠕动功能减弱或消失，肠腔内的气体就排不出体外，从而引起腹胀。

 对症按摩 | 精确取穴 ▶

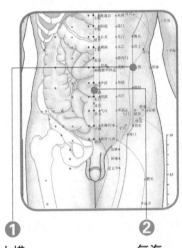

健康贴士

不食不易消化的食物，如炒豆等；不要进食太快或边走边吃；不在不良情绪时进食，不良情绪能使消化功能减弱，造成胃气增多而加剧腹胀。

❶ **大横**
腹中部，距脐中4寸处。

❷ **气海**
位于体前正中线，脐下1.5寸。

按摩步骤 ▼

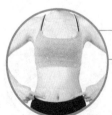

step 1 ←

按摩部位：大横
按摩手法：指压
按摩时间：5分钟
按摩力度：★★

→ step 2

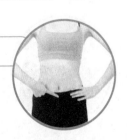

按摩部位：气海
按摩手法：指压
按摩时间：5分钟
按摩力度：★★

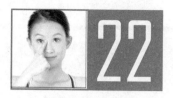

SHI YU BU ZHEN

22 食欲不振

○ **病症概述**

　　"食欲"，是一种想要进食的生理需求。如果这种需求低落、甚至消失，即称为"食欲不振"。简单地说，食欲不振就是没有想吃东西的欲望。

○ **病理病因**

　　经常疲劳或精神紧张，可能导致暂时性食欲不振；过食、过饮、运动量不足、慢性便秘，也都是引起食欲不振的因素；女性在怀孕初期，或由于口服避孕药的副作用，导致食欲不振；慢性胃炎、胃迟缓、胃癌，都有可能出现食欲不振；肝病的初期症状也会引发长期食欲不振。

 对症按摩 | 精确取穴 ▶

🗂 健康贴士

　　饮食定时定量。饮食定时可以使肠的消化液分泌及蠕动等形成规律，摄入食物得到完全消化，可以防止产生食欲不振。

　　三餐外不要随意吃大量零食。两餐之间随意吃糖果、糕点等零食会造成消化液分泌紊乱，食欲便渐渐减退。

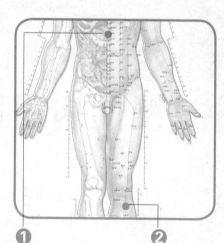

❶ **中脘**
前正中线上，脐中上4寸。

❷ **足三里**
外膝眼下3寸，距胫骨前嵴1横指，当胫骨前肌上即是。

按摩步骤 ▼

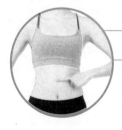

step 1 ←

按摩部位：中脘
按摩手法：指压
按摩时间：3分钟
按摩力度：★★

→ step 2

按摩部位：足三里
按摩手法：指压
按摩时间：5分钟
按摩力度：★★★★★

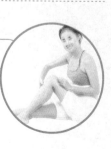

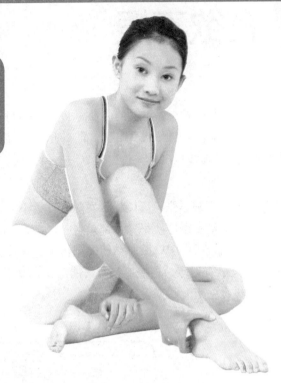

第 5 章

慢性病用按摩来调理

　　"慢性病"不是特指某种疾病，而是对一类疾病的统称，这类疾病病因复杂，发病比较隐匿，病程长而且病情迁延不愈。本章所涉及的慢性病有慢性胃炎、慢性咽喉炎、慢性肾小球肾炎、慢性腰肌劳损、慢性腹泻、慢性支气管炎、慢性腰肌痛等。慢性病的治愈不是一朝一夕可以实现的，按摩更是要持之以恒，才能收到良好的效果。

本章看点

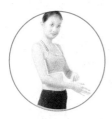 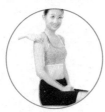 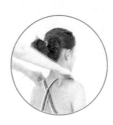 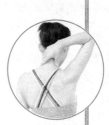

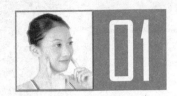

MAN XING WEI YAN

慢性胃炎

○ **病症概述**

慢性胃炎系指不同病因引起的各种慢性胃黏膜炎性病变，是一种常见病，属中医学"胃脘痛""痞满""吞酸""嘈杂""纳呆"等范畴。临床上通常表现为以下几个症状：上腹部闷胀疼痛、嗳气频繁、泛酸、食欲减退、消瘦、腹泻等症。

○ **病理病因**

慢性胃炎是由于长期受到伤害性刺激、反复摩擦损伤、饮食无规律、情绪不佳等引起的一种胃黏膜发作性病变。急性胃炎、刺激性食物和药物、十二指肠液的反流等都可能导致慢性胃炎。中医认为，慢性胃炎多因长期情志不遂，饮食失调，劳逸失常，导致肝气郁结，脾失健运，胃脘失和，胃气滞塞，升降失常，胃络失养，日久中气亏虚引发。

健康贴士

避免坚硬、粗糙、纤维过多和不易消化的食物，亦须避免过酸、过辣、香味过浓、过咸和过热的食物。

饭菜要软烂，含纤维多的食物不宜太多，可粗粮细做。

烹调方法尽量选用蒸、煮、炖、烩等，少用煎炸等方法。

少量多餐，每日可安排4餐或5餐。

养成低盐饮食习惯，进食时应细嚼慢咽，和唾液充分混合。

 食疗保健▸

生姜米醋炖木瓜：生姜5克、木瓜100克，米醋少许。木瓜洗净切块，生姜洗净切片，一同放入砂锅，加米醋和水，用小火炖至木瓜熟即可。吃木瓜喝汤，可随意饮用。

韭菜子炖猪肚：韭菜子9克，猪肚1个。猪肚洗净，将韭菜子放入肚内。猪肚放入碗中，加调料，蒸到烂熟即可。可佐餐食用。

党参黄鳝汤：黄鳝200克、党参20克、红枣10克、佛手5克。把全部材料加适量清水，武火煮沸后，文火煮1小时，调味即可。饮汤食肉，可佐餐用。

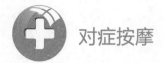

对症按摩 —————————————————————— 精确取穴

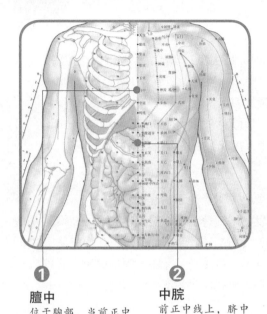

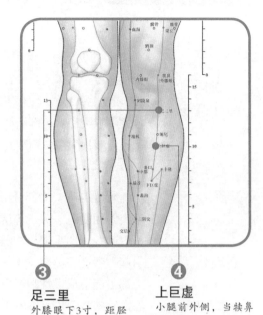

❶ 膻中
位于胸部，当前正中
线上，平第四肋间，
两乳头连线的中点。

❷ 中脘
前正中线上，脐中
上4寸。

❸ 足三里
外膝眼下3寸，距胫
骨前嵴1横指，当胫
骨前肌上。

❹ 上巨虚
小腿前外侧，当犊鼻
下6寸，足三里与下
巨虚连线的中点。

-- 按摩步骤 ▼

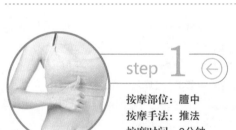

step **1** ←

按摩部位：膻中
按摩手法：推法
按摩时间：3分钟
按摩力度：★ ★ ★

→ step **2**

按摩部位：中脘
按摩手法：点压
按摩时间：3分钟
按摩力度：★ ★ ★

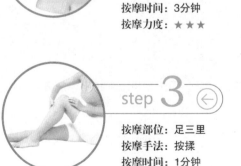

step **3** ←

按摩部位：足三里
按摩手法：按揉
按摩时间：1分钟
按摩力度：★ ★ ★

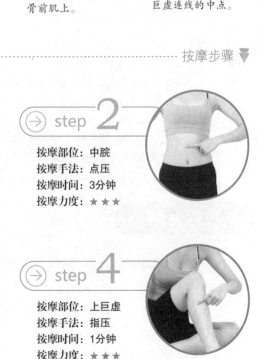

→ step **4**

按摩部位：上巨虚
按摩手法：指压
按摩时间：1分钟
按摩力度：★ ★ ★

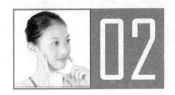

02 咽喉炎

○
病症概述

咽喉炎是耳鼻喉科一种常见疾病,咽部黏膜和淋巴组织的炎性病变。临床主要以吞食障碍、流涎、咽部触压敏感及咽腔潮红、肿胀为特质。症状表现为咽痛、咽痒、吞咽困难、发热等。慢性咽喉炎患者患部潮红,呈慢性充血,咽部不适,似常有痰而又不易咳出。声音嘶哑,常以晨起为重,声粗甚则失音。

○
病理病因

慢性咽喉炎大部分由急性咽喉炎疏于治疗而转为慢性。咽喉炎常由受凉、劳累等诱发,因细菌、病毒侵犯咽喉部的黏膜而引起。长期吸烟、饮酒、食用辛辣刺激、油煎炸类食物容易引起咽喉炎。鼻炎、支气管炎、鼻窦炎、牙龈炎等疾病治疗不力都可能造成慢性咽喉炎。贫血、便秘、下呼吸道慢性炎症、心血管疾病等也可继发本病。

健康贴士

常用冷盐水漱口,必要时用抗菌素。

平时应注意防止受凉,饮食宜清淡,注意声带休息。

平时多饮淡盐开水,多吃易消化的食物,保持大便通畅。

避免烟、酒、辛辣、过冷、过烫及带有腥味的刺激性食物。

蜂蜜、西红柿、杨桃、柠檬、青果、海带、萝卜、芝麻、生梨、白茅根、甘蔗等润养肺肾阴液的食品,可适量选食。

食疗保健 ▸

海带汤:海带300克,适量白糖。将海带洗净,切丝,用沸水烫一下捞出,加适量白糖腌3日,可佐餐食用。

橄榄茶:橄榄两枚,绿茶1克。先将橄榄连核切成两半,与绿茶一起放入杯中,冲入开水加盖闷5分钟后饮用。

蜂蜜鲜藕汁:鲜藕、蜂蜜各适量。将鲜藕绞汁100毫升,加蜂蜜调匀饮服,每日1次,连服数日。

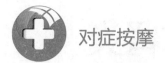
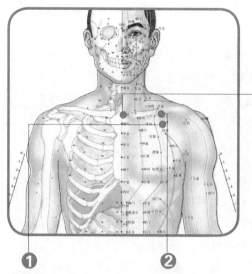

①
中府
胸前壁的外上方，云门穴下1寸，前正中线旁开6寸，平第一肋间隙处。

②
云门
胸前壁外上方，肩胛骨喙突上方，锁骨下窝凹陷处。

③
天突
胸骨上窝中央。

④
曲池
屈肘成直角，在肘横纹外侧端与肱骨外上髁连线中点处。

·· 按摩步骤 ▼

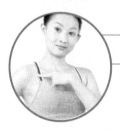

step **1** ←

按摩部位：中府
按摩手法：按揉
按摩时间：1分钟
按摩力度：★★★

step **2** →

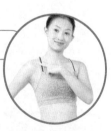

按摩部位：云门
按摩手法：按揉
按摩时间：2分钟
按摩力度：★★★

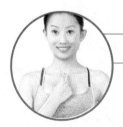

step **3** ←

按摩部位：天突
按摩手法：按揉
按摩时间：2分钟
按摩力度：★★

step **4** →

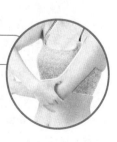

按摩部位：曲池
按摩手法：拿捏
按摩时间：1分钟
按摩力度：★★★★

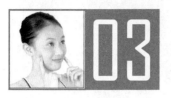

03 慢性肾小球肾炎

○ 病症概述	慢性肾小球肾炎，简称慢性肾炎，是溶血性链球菌感染后引起的一种变态反应性疾病，中医称之为水肿。慢性肾炎多见于成年人。刚开始发病时头脸、眼睑水肿，然后四肢和全身随之发生肿胀，多有小便不利、管型尿等症状。
○ 病理病因	肾炎为对链球菌感染的变态反应性疾病。慢性肾小球肾炎为急性肾炎迁延不愈所致。有的患者过去有急性肾炎史，误认为疾病已经痊愈，其实炎症仍继续缓慢进行，经若干年后成为慢性肾小球肾炎。有的患者的肾脏炎症从一开始就具有隐匿性，病人没有明显的急性肾小球肾炎的表现，但炎症呈缓慢发展，经若干年后转变成慢性肾小球肾炎。

健康贴士

注意休息，避免过于劳累。防止受凉感冒或上呼吸道感染。

有扁桃体炎、中耳炎、鼻窦炎、龋齿时应及时诊治。注意个人卫生，保持皮肤清洁，防止皮肤感染。这些都是可能导致本病复发或活动的诱因。

有水肿、高血压和心功能不全者，应进低盐饮食，每天摄盐应少于5克，约一粒蚕豆大小。

经常检查尿液，如尿中红细胞每高倍视野超过10个，要卧床休息。

🍵 食疗保健 ▶

水鸭川朴汤：鲜水鸭1只，川厚朴15克，杜仲15克。把水鸭去毛去肠杂，洗净后切块，与厚朴、杜仲一起加水适量炖熟，放少许调料，吃肉饮汤，每日1剂，分数次服食。

山药粥：取生山药30克，粳米适量，加水煮熟成粥，放入白糖适量服用。此方具有健脾补肾之功，用于慢性肾炎水肿不甚而尿蛋白持续不消者。

荠菜粥：新鲜荠菜250克，粳米90克，将荠菜洗净切碎，同粳米煮粥服食，可用于慢性肾炎血尿明显者。

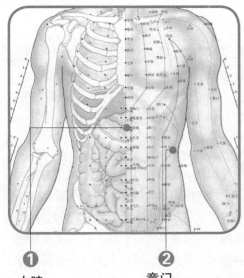

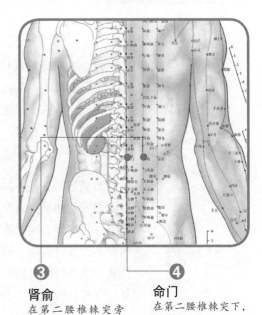

❶ 中脘
前正中线上，脐中上4寸。

❷ 章门
位于人体的侧腹部，当第十一肋游离端的下方。

❸ 肾俞
在第二腰椎棘突旁开1.5寸处。

❹ 命门
在第二腰椎棘突下，肚脐正后方处。

⸺⸺⸺⸺⸺⸺⸺⸺⸺⸺⸺⸺⸺⸺⸺⸺⸺⸺⸺⸺ 按摩步骤 ▼

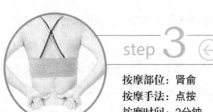

step **1** ⊕

按摩部位：中脘
按摩手法：揉法
按摩时间：3分钟
按摩力度：★★★

⊕ step **2**

按摩部位：章门
按摩手法：点压
按摩时间：2分钟
按摩力度：★★

step **3** ⊕

按摩部位：肾俞
按摩手法：点按
按摩时间：2分钟
按摩力度：★★★★

⊕ step **4**

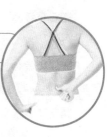

按摩部位：命门
按摩手法：点按
按摩时间：2分钟
按摩力度：★★★

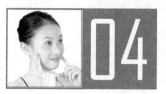

04 慢性腰肌劳损

病症概述

慢性腰肌劳损或称"腰背肌筋膜炎""功能性腰痛"等。主要指腰骶部肌肉、筋膜、韧带等软组织的慢性损伤，导致局部无菌性炎症，从而引起腰骶部一侧或两侧的弥漫性疼痛，是慢性腰腿痛中常见的疾病之一，常与职业和工作环境有一定关系。

病理病因

慢性腰肌劳损是一种积累性损伤，主要由于腰部肌肉疲劳过度，肌肉、筋膜及韧带持续牵拉，使肌肉内的压力增加，血供受阻，这样肌纤维在收缩时消耗的能源得不到补充，产生大量乳酸，再加上代谢产物得不到及时清除，积聚过多，而引起炎症、粘连。日久便引起慢性腰痛。急性药剂损伤治疗不及时或不彻底，损伤组织没有得到充分修复，慢慢会造成慢性腰痛。

健康贴士

对腰部的急性损伤，应做到彻底治愈，否则急性损伤会转为慢性。

患者尽可能避免站立位负重工作。

患者在劳动中要注意尽可能变换姿势，纠正习惯性姿势不良。晚上宜睡板床，白天可以宽皮带束腰。

注意局部保暖，节制房事。 在按摩的同时可采用牵引及其他治疗，如热敷、熏洗等。

 食疗保健 ▸

腰子茴香黑豆汤：猪腰或羊腰1对，黑豆100克、茴香3克、生姜9克。共煮熟，吃腰子和豆，喝汤。

猪腰熨杜仲：杜仲30克、猪腰1个。微火小炒杜仲，洒上盐水炒至微黄，然后与洗干净的猪腰一起放进瓦煲内，加入4碗水，大火煲沸后，小火煲1.5个小时，调入适量食盐便可。

莲藕红枣猪脊髓骨汤：莲藕250克、红枣5个、猪脊髓骨500克、生姜2片。莲藕去节，红枣去核浸泡，猪脊打碎。一起放进瓦煲内煲沸后用小火煲2.5个小时，调入食盐。

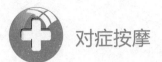
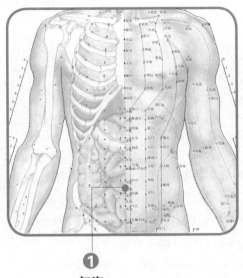

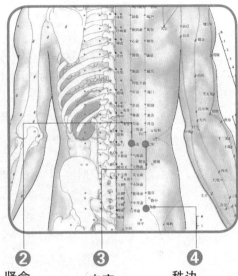

①

气海
位于体前正中线，脐
下1寸半。

②

肾俞
背部，第二腰
椎棘突旁开
1.5寸处。

③

志室
腰部，当第二
腰椎棘突下，
旁开3寸。

④

秩边
臀部，平第四
骶后孔，骶正
中嵴旁开3寸。

--- 按摩步骤 ▼

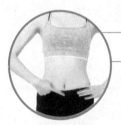 step **1** ←

按摩部位：气海
按摩手法：按揉
按摩时间：2分钟
按摩力度：★★

→ step **2**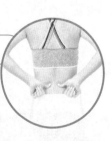

按摩部位：肾俞
按摩手法：点按
按摩时间：2分钟
按摩力度：★★

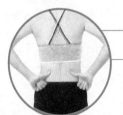 step **3** ←

按摩部位：志室
按摩手法：点按
按摩时间：1分钟
按摩力度：★★★

→ step **4**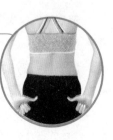

按摩部位：秩边
按摩手法：点按
按摩时间：1分钟
按摩力度：★★★

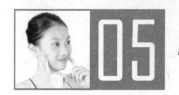

MAN XING FU XIE

慢性腹泻

○ **病症概述**

慢性腹泻表现为大便次数增多，甚至带黏冻、脓血，持续两个月以上。小肠病变引起的腹泻是脐周不适，并于餐后或便前加剧，大便量多，色浅；结肠病变引起的腹泻是腹部两侧或下腹不适，便后缓解，排便次数多且急，粪便量少，常含有血及黏液。

○ **病理病因**

根据病理生理学可分为高渗性腹泻、吸收障碍性腹泻、分泌性腹泻、运动性腹泻。慢性细菌性疾病、肠结核、血吸虫病、溃疡性结肠炎、放射性肠炎、缺血性结肠炎肿瘤、小肠吸收不良、消化不良、肠蠕动紊乱等都可能导致慢性腹泻；中医认为腹泻为湿热侵体，内犯寒气致脾胃受损，或者因情志不调，命门火衰伤及肠胃而导致。

健康贴士

发病初期，饮食应以能保证营养而又不加重胃肠道病变部位的损伤为原则，一般宜选择清淡流质饮食，如浓米汤、淡果汁和面汤等。

缓解期排便次数减少后可进食少油的肉汤、牛奶、豆浆、蛋花汤、蔬菜汁等流质饮食。以后逐渐进食清淡、少油、少渣的半流质饮食。

恢复期腹泻完全停止时，食物应以细、软、烂、少渣、易消化为宜。每天都应吃些维生素C含量丰富的食物。

 食疗保健▶

芡实粥：芡实5克，粳米25克，白糖适量。将粳米煮熟，加入芡实粉烧煮片刻，用白糖调味，即可食用。

栗子粥：栗子15个，粳米60克。把栗子和米中加入适量清水，用小火煮成粥即可。栗子也可以用栗子粉代替。

山药羊肉粥：把250克羊肉和500克鲜山药一同煮烂，再加适量清水，放入250克糯米煮粥。每日早晚各温服1次。

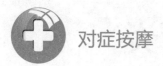
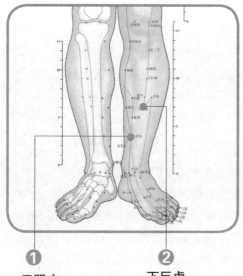

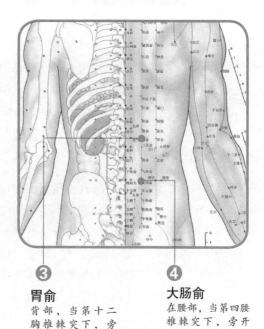

1 三阴交
小腿内侧，足内踝尖上3寸，胫骨内侧缘后方。

2 下巨虚
位于上巨虚穴下3寸。

3 胃俞
背部，当第十二胸椎棘突下，旁开1.5寸。

4 大肠俞
在腰部，当第四腰椎棘突下，旁开1.5寸。

-- 按摩步骤 ▼

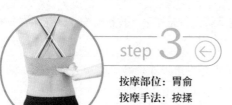

step **1** ←
按摩部位：三阴交
按摩手法：点按
按摩时间：1分钟
按摩力度：★★

→ step **2**
按摩部位：下巨虚
按摩手法：点按
按摩时间：1分钟
按摩力度：★★★

step **3** ←
按摩部位：胃俞
按摩手法：按揉
按摩时间：1分钟
按摩力度：★★★

→ step **4**
按摩部位：大肠俞
按摩手法：按揉
按摩时间：1分钟
按摩力度：★★★★

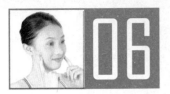

MAN XING ZHI QI GUAN YAN

06 慢性支气管炎

○ **病症概述**

患者常在寒冷季节发病，出现咳嗽、咯痰，痰呈白色黏液泡沫状，黏稠不易咳出。偶有痰中带血。慢性支气管炎反复发作后，终年咳嗽，咳痰不停，冬秋加剧。常有哮喘样发作，气急不能平卧，并发肺气肿后，呼吸困难逐渐增剧。

○ **病理病因**

慢性支气管炎是由于感染或非感染因素引起气管、支气管黏膜及其周围组织的慢性非特异性炎症。其特点是支气管腺体增生、黏液分泌增多。化学气体如氯、氧化氮、二氧化硫等烟雾刺激支气管黏膜，使肺清除功能遭受损害，导致慢性支气管炎；吸烟和呼吸道感染为慢性支气管炎主要的发病因素；过敏因素与慢性支气管炎的发病有一定关系。

健康贴士

此症的饮食原则应适时补充必要的蛋白质，如鸡蛋、鸡肉、瘦肉、牛奶、动物肝、鱼类、豆制品等。

寒冷季节应补充一些含热量高的肉类暖性食品以增强御寒能力，适量进食羊肉、狗肉等。

经常进食新鲜蔬菜瓜果，以确保身体对维生素C的需要。含维生素A的食物亦是不可少的，有保护呼吸道黏膜的作用。

🍵 食疗保健 ▶

无花果糖水： 无花果30克、枸杞少许、冰糖适量。将无花果、枸杞洗净。无花果与枸杞加水一起放入砂煲内，再加入冰糖煮沸即可。

川贝梨子饮： 川贝10克、梨子1个、冰糖适量。将川贝冲洗净；梨子去皮、核，切成块。川贝、梨子下入锅中，加适量的水和冰糖，煮开后再煲10分钟即可。

急支宁： 蜂蜜100毫升、白皮大萝卜1个。将白皮大萝卜洗净，挖空中心，倒入蜂蜜。将萝卜置大碗内，隔水蒸熟服用。每日2次。

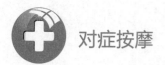

对症按摩

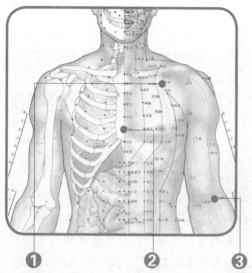

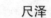

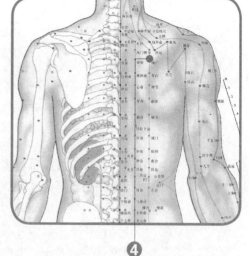

①

中府

胸前壁的外上方,云门穴下1寸,前正中线旁开6寸,平第一肋间隙处。

②

膻中

在体前正中线,两乳头连线之中点。

③

尺泽

肘横纹中,肱二头肌腱桡侧凹陷处即是。

④

魄户

位于第三胸椎棘突下旁开3寸。

按摩步骤 ▼

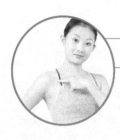

step 1 ←

按摩部位:中府
按摩手法:按揉
按摩时间:5分钟
按摩力度:★★★

step 2 →

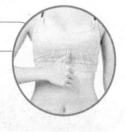

按摩部位:膻中
按摩手法:指压
按摩时间:3分钟
按摩力度:★★

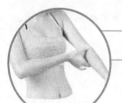

step 3 ←

按摩部位:尺泽
按摩手法:指压
按摩时间:1分钟
按摩力度:★★★

step 4 →

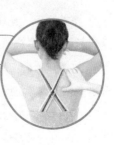

按摩部位:魄户
按摩手法:按揉
按摩时间:2分钟
按摩力度:★★

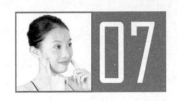

GUAN JIE YAN

关节炎

病症概述

关节炎是指由炎症、感染、创伤或其他因素引起的关节炎性病变，属风湿学科疾病。主要表现为关节肿、痛、畸形及不同程度的功能障碍。早期病变侵害关节滑膜，晚期关节软骨及骨质均可能发生变化甚至破坏。

病理病因

类风湿性关节炎多见于青壮年，关节表现出红、肿、痛及活动不便。痛风性关节炎以脚部大脚趾突然红肿、疼痛为主要症状。关节过度疲劳和膳食不平衡会导致酸性体质，软骨浸泡在酸性体液中就会降解。损失的软骨成分导致骨骼末端变得不平滑并形成骨刺。由此引起的发炎会限制关节的运动。酸性体质会造成大量的钙流失，钙在软组织中堆积，引起肌肉疼痛。

健康贴士

控制自身饮食结构，避免酸性物质摄入过量，加剧酸性体质。多吃富含植物有机活性碱的食品，少吃肉类，多吃蔬菜。

保持良好的心情，压力过重会导致酸性物质的沉积，影响代谢的正常进行。适当地调节心情和自身压力可以保持弱碱性体质，从而预防关节炎的发生。

补充关节软骨成分。人体关节软骨在20岁过后将不再生长，逐年磨损。补充纯天然鲨鱼软骨粉可以恢复关节。

食疗保健 ▸

桑枝鸡汤：桑枝60克、老母鸡1只、盐少许。将桑枝切成小段；鸡宰杀，洗净，斩切。桑枝与鸡共煮至烂熟汤浓，加盐调味即可。此方祛风湿、通经络、补气血。

巴戟炖羊肉：羊肉250克、巴戟天50克、当归20克，生姜4片、盐适量。羊肉切块后放入开水中泡去膻味。所有材料放入炖盅加适量开水，隔水炖3小时，调味食用。

川乌生姜粥：川乌5克、粳米50克，姜少许、蜂蜜适量。粳米加水煮粥，粥快成时加入川乌，改用小火慢煎，加入生姜，待冷后加蜂蜜，搅拌即可。

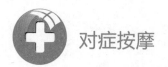

对症按摩

精确取穴

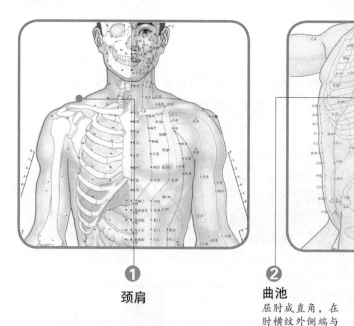

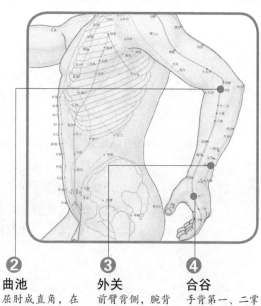

①
颈肩

②
曲池
屈肘成直角，在肘横纹外侧端与肱骨外上髁连线中点处。

③
外关
前臂背侧，腕背横纹上2寸，尺骨与桡骨之间。

④
合谷
手背第一、二掌骨间，第二掌骨桡侧的中点处。

按摩步骤 ▼

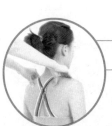

step **1** ⊖
按摩部位：颈肩
按摩手法：拿捏
按摩时间：5分钟
按摩力度：★ ★ ★

⊕ step **2**
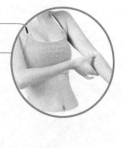
按摩部位：尺泽
按摩手法：拿捏
按摩时间：2分钟
按摩力度：★ ★ ★ ★

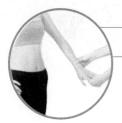

step **3** ⊖
按摩部位：外关
按摩手法：掐法
按摩时间：1分钟
按摩力度：★ ★ ★

⊕ step **4**
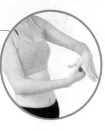
按摩部位：合谷
按摩手法：掐法
按摩时间：1分钟
按摩力度：★ ★ ★

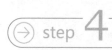

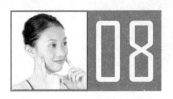

JING ZHUI BING

颈椎病

病症概述	颈椎病又称颈椎综合征，主要症状是头、颈、肩、背、手臂酸痛，脖子僵硬，活动受限。肩背部沉重，上肢无力，手指发麻，手握物无力，可能眩晕或心悸。
病理病因	颈椎病通常是由于神经根受到刺激和压迫而引发的疾病。从中医上讲，属于颈部"伤筋"，主要是积劳成伤，气血阻滞，伤损肝肾，使经脉失养，筋骨失利导致。长期低头工作，姿势不当或者急速冲撞所造成的颈部伤害等急、慢性损伤颈椎退化改变、颈部外伤和慢性酸痛，是引起颈椎病的主要因素。

 对症按摩 | 精确取穴 ▶▶

健康贴士

不要在颈部过于劳累的状态下工作、看书、上网等；纠正不适当的睡姿，调整合理的睡眠姿势，选用高低合适的枕头；防止颈部受风受寒，积极治疗颈部疾病。

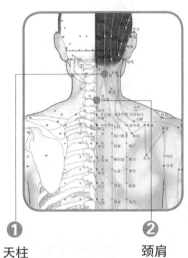

❶ 天柱
斜方肌外缘的后发际凹陷中。

❷ 颈肩

按摩步骤 ▼

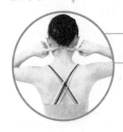

step 1 ←

按摩部位：天柱
按摩手法：拿法
按摩时间：5分钟
按摩力度：★★★

→ step 2

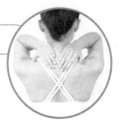

按摩部位：颈肩
按摩手法：掌擦
按摩时间：3分钟
按摩力度：★★★

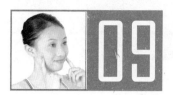

MAN XING YAO JI TONG

09 慢性腰肌痛

病症概述

多为酸痛，时轻时重，反复发作。劳累时、风寒或晨起时加重，长时间固定某一姿势可加重，弯腰稍久疼痛也加重，腰椎活动功能一般不受限，有的患者一侧或两侧骶棘肌触之发硬。

病理病因

慢性腰肌酸痛又称劳累性腰痛、功能性腰痛、腰肌酸痛等。一般由先天性急性、腰部急性损伤、腰肌慢性积累性损伤以及腰部感受风寒潮湿等引起。也可能由于脊柱骨关节及其周围软组织的疾患所引起。还可由于脊髓和脊椎神经疾患所引起，如脊髓肿瘤、脊髓炎等所引起的腰痛。

 对症按摩 | 精确取穴 ▶

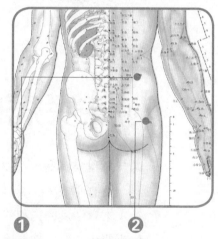

健康贴士

每次按摩20分钟，每日1次，10次为一疗程。正确的姿势是抬头平视、收腹挺胸。注意下半身的保暖。患有腰肌痛的人，最好不要穿过高的高跟鞋。

❶ **腰眼**
第四腰椎棘突下，旁开约3.5寸凹陷中。

❷ **环跳**
侧卧屈股，股骨大转子最凸点与骶管裂孔连线的外1/3与中1/3交点处。

按摩步骤 ▼

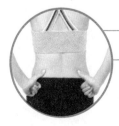

step 1 ←

按摩部位：腰眼
按摩手法：拇指点按
按摩时间：3分钟
按摩力度：★ ★ ★ ★

→ step 2

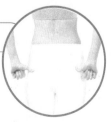

按摩部位：环跳
按摩手法：拇指点按
按摩时间：3分钟
按摩力度：★ ★ ★ ★ ★

内科疾病的按摩治疗

内科疾病是一个大类，其中又可以分为呼吸内科、心血管内科、消化内科、肾内科、神经内科等等。本章涉及的内科疾病，每个病症重点介绍四个穴位或两个穴位的按摩治疗方法，例如，胃肠气胀的治疗就是先用较轻的力道按摩神阙2分钟，用适中的力道按揉内关1分钟，再用较大力道按揉足三里、上巨虚1分钟。

本章看点

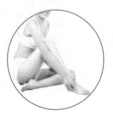
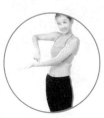
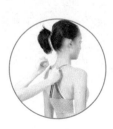
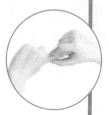

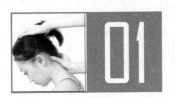

KE SOU

01 咳嗽

病症概述

咳嗽是肺系疾病的主要症候之一。有声无痰为咳，有痰无声为嗽，痰与声多并见，难以分得清楚，所以一般并称为咳嗽。干咳、喉咙发痒、咽喉干痛是风燥伤肺；咳痰不利，痰液黏稠发黄伴有鼻涕和口渴则是风热犯肺。

病理病因

外感咳嗽是由于风寒或风热外侵，肺气不宣，清肃失降而滋生痰液，一般外感咳嗽比较多发，咳声比较重，而且发病比较急，病程比较短。内伤咳嗽是因为饮食不节，脾失所运，痰液内生，肺干而咳，或者是由于肝脏失调，肝火旺盛，气火循经犯肺，引发咳嗽，内伤咳嗽发病较为缓慢，病程较长，通常患者伴有体虚等病症。

健康贴士

首先应注意气温变化，提前做好防寒保暖工作，避免受凉引起咳嗽。适当参加体育锻炼，增强体质，提高抗病能力。

咳嗽期间，饮食方面不宜甘肥、辛辣及过咸，最好戒烟酒。过敏性咳嗽的患者不宜喝碳酸饮料，以免咳嗽发作。

多食新鲜蔬菜，适当吃豆制品及瘦肉、禽、蛋类食品，烹饪以蒸煮为主，适量进食水果。忌食生冷、瓜子、巧克力等食物。

食疗保健 ▶

川贝蜜糖饮：川贝母12克，蜜糖约30克。将川贝母打碎，与蜜糖同置炖盅内，隔水炖服。本方适用于肺燥咳嗽。

杏仁萝卜饮：苦杏仁10克，生姜3片，白萝卜100克。上药打碎后加水400毫升，小火煎至100毫升，可加少量白糖调味。本方适用于外感风寒咳嗽。

黄梨糖饮：黄梨适量，饴糖若干。将黄梨去核，捣汁，与饴糖合并煎膏，每服2汤匙，每日3次。本方适用于肺燥咳嗽。

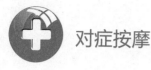
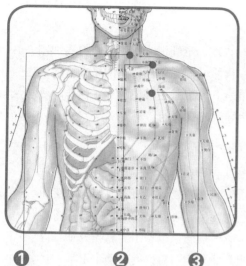

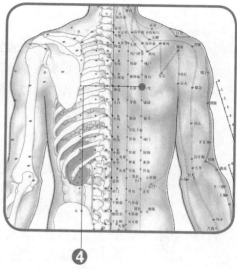

①

水突

胸锁乳突肌前缘，人迎穴与气舍穴连线的中点。

②

缺盆

锁骨上窝中央，前正中线旁开4寸。

③

屋翳

第二肋间隙，乳头直上。

④

神堂

第五胸椎棘突下旁开3寸。

- 按摩步骤 ▼

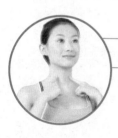

step **1** ←

按摩部位：水突
按摩手法：按揉
按摩时间：3分钟
按摩力度：★ ★ ★

→ step **2**

按摩部位：缺盆
按摩手法：按揉
按摩时间：3分钟
按摩力度：★ ★ ★ ★

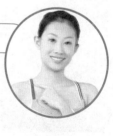

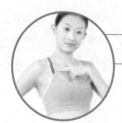

step **3** ←

按摩部位：屋翳
按摩手法：按揉
按摩时间：2分钟
按摩力度：★ ★

→ step **4**

按摩部位：神堂
按摩手法：一指禅推法
按摩时间：3分钟
按摩力度：★ ★ ★

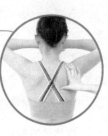

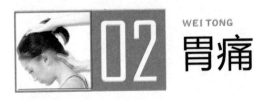

胃痛

○
病症概述

　　脾胃虚寒的患者胃痛时喜按，呕吐清水，吃生冷胃痛加剧；肝胃不和的患者痛达胁处，胃胀吐酸；寒邪侵胃的患者胃痛发作比较急，而且怕冷，呕吐清水。一般是由外感邪气、内伤饮食、脏腑功能失调等引起，最后导致气机郁滞，胃失所养。

○
病理病因

　　中医上认为胃痛主要是饮食所伤，脾胃受损而导致脾失健运；或者由于胃气阻滞，胃失濡养；或者是情志失调，而使肝气犯胃导致胃痛，所以有些人在生气时容易发生胃痛。胃痛多见急慢性胃炎，胃及十二指肠溃疡病。也见于胃黏膜脱垂、胃下垂、胰腺炎、胆囊炎及胆石症等病。胃部的蠕动不正常，食物滞留胃中，也会有胃胀胃痛的症状。

健康贴士

　　改正不良的饮食习惯，饮食不应过酸、过甜、过咸、过苦、过辛、过硬。忌食酒、咖啡、浓茶。
　　饮食定时定量，每日三餐应定时，数量要平均，间隔时间要合理。
　　猴头菇是治疗消化系统疾病和抑制胃痛的良药，宜多食。
　　每天捏捏小腿肚，以自觉有较强的酸痛为度。自上而下按捏，再自下而上按捏。一般以各15~30次为宜。

食疗保健 ▶

　　六味牛肉饭：牛肉500克、草果3克、胡椒3克、砂仁3克、荜茇3克、高良姜3克、陈皮3克、生姜30克、粳米500克，料酒、精盐、味精等调料各适量。牛肉加料酒稍浸透，放入沸水中滚烫，捞出切片，生姜切片。将胡椒、荜茇、陈皮、草果、砂仁、高良姜等放入锅内，加适量清水，煎汁备用。粳米洗净，放入锅内，加入上述各味药的煎汁，加牛肉片、生姜片、盐、味精和适量清水，煮成饭。此方有暖脾和胃、理气宽中的疗效。

　　韭菜子炖猪肚：韭菜子9克，猪肚1个。韭菜子放入肚内。加调料，蒸到烂熟即可。

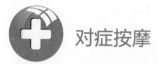
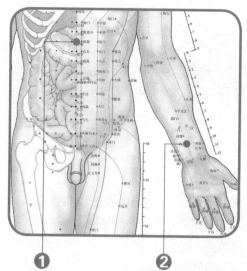

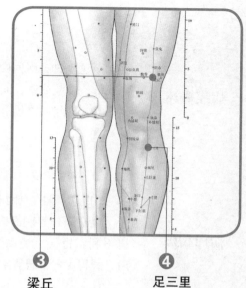

❶ 中脘
前正中线上，
脐中上4寸。

❷ 内关
位于前臂正中,腕
横纹上2寸,在桡侧
屈腕肌腱同掌长
肌腱之间。

❸ 梁丘
屈膝,在髂前上棘
与髌骨外上缘连线
上,髌骨外上缘上
3寸。

❹ 足三里
外膝眼下3寸,
距胫骨前嵴1横
指,当胫骨前
肌上。

------------------------------------- 按摩步骤 ▼

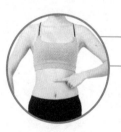

step **1** ←

按摩部位：中脘
按摩手法：点法
按摩时间：1分钟
按摩力度：★ ★ ★

→ step **2**

按摩部位：内关
按摩手法：掐法
按摩时间：1分钟
按摩力度：★ ★

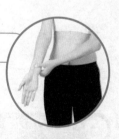

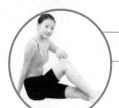

step **3** ←

按摩部位：梁丘
按摩手法：按揉
按摩时间：1分钟
按摩力度：★ ★ ★ ★

→ step **4**

按摩部位：足三里
按摩手法：按法
按摩时间：2分钟
按摩力度：★ ★ ★

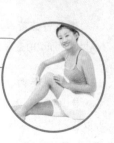

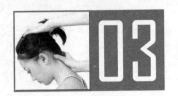

E NI

03 呃逆

病症概述	气逆上冲，喉间呃呃连声，声短而频，不能自制。其呃声或高或低，或疏或密，间歇时间不定。胸膈郁闷，脘中不适，情绪不安等。一年四季均有发生。
病理病因	引起打嗝的原因有很多，包括胃、食管功能或器质性改变。也有因外界刺激因素引起。中医认为，胃失和降，膈间气机不利，胃气上逆动膈，或寒热宿食，燥热内盛，或气郁痰阻，脾胃虚弱，皆影响胃气的顺降，而形成呃逆。

健康贴士

让打嗝者饮少量水，在打嗝的同时咽下或尽量屏气，有时可止住打嗝。

食宜温暖，不宜生冷，如冷饮、冷水、拌凉菜、冷粥等。

膳食中应有适当汤汁类食物同进，否则，干硬、黏稠的食物会刺激食管或胃肠道，或促使随食物裹挟进体内的气体上逆而致呃逆。

大汗久渴、久病体虚者，不宜过量饮水，否则损伤脾胃，导致肺胃之气逆而下降、呃逆频发。

☕ 食疗保健 ▸

麦冬竹茹茶：绿茶3克、麦冬20克、竹茹10克，冰糖10克。将麦冬、竹茹、绿茶一起放入砂锅，加400毫升水，浸透，煎至约250毫升，去渣取汁，再调入冰糖即可。

苁蓉炖羊肉：核桃9克、黑枣6颗、羊肉250克、姜3片、米酒少许、当归6克、肉苁蓉9克、淮山15克、桂枝3克、盐适量。先将羊肉洗净，在沸水中汆烫一下，去掉血水和羊臊味。所以食材都放入锅内，羊肉放在药材上面，加入少量米酒，以及适量水（水量盖过材料即可）。用大火煮开后，再用小火炖约40分钟即可。

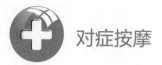

对症按摩

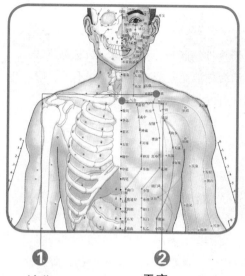

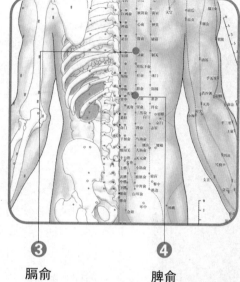

① 缺盆
位于人体的锁骨上窝中央，距前正中线4寸。

② 天突
胸骨上窝中央。

③ 膈俞
在背部，当第四胸椎棘突下，旁开1.5寸。

④ 脾俞
在背部，当第十一胸椎棘突下，旁开1.5寸。

按摩步骤 ▼

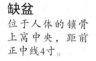

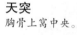

step 1 ←

按摩部位：缺盆
按摩手法：揉法
按摩时间：1分钟
按摩力度：★ ★ ★

→ step 2
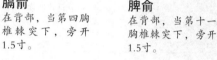

按摩部位：天突
按摩手法：揉法
按摩时间：1分钟
按摩力度：★ ★

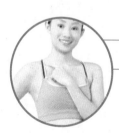

step 3 ←

按摩部位：膈俞
按摩手法：按揉
按摩时间：2分钟
按摩力度：★ ★ ★

→ step 4

按摩部位：脾俞
按摩手法：按揉
按摩时间：2分钟
按摩力度：★ ★ ★

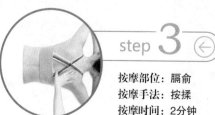

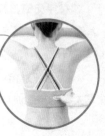

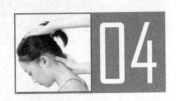

JIE CHANG YAN

结肠炎

病症概述	结肠炎又称非特异性溃疡性结肠炎，是直肠、结肠黏膜非特异性炎症病变。主要症状为黏液血便或血便，食欲不振、腹胀、恶心、消瘦、乏力、贫血等。严重者可能高热、呕吐、心动过速、衰竭、失水、神志不清。
病理病因	结肠炎又称为痉挛性结肠炎、黏液性结肠炎、结肠激惹综合征，此症状是结肠运动和分泌功能失调，以慢性腹泻和腹痛为主要症状的全身性疾病。自身免疫反应、感染、遗传、神经精神等因素都可能诱发结肠炎。中医认为本病属"肝胃不和""肝脾不和"的范畴。其病因为湿热内侵，饮食不当，情志所伤，脾胃受损，命门火衰等。

健康贴士

慢性结肠炎急性发作时，应食粥类、精米面类、鱼虾、蛋及豆制品和易消化的食物。

柿子、石榴、苹果都含有鞣酸及果胶成分，均有收敛止泻作用，慢性结肠炎可适量食用。

烹调尽量采用蒸、煮、氽、炖、水滑等方法。

按摩穴位前，配合摩腹、掌振腹部、捏脊效果更佳。

食疗保健 ▶

佛手元胡猪肝汤：佛手9克、元胡9克、制香附6克、猪肝100克。将佛手、元胡、制香附入锅，加水煮沸再用小火煮15分钟。加入切好的猪肝片，放入适量盐、姜丝、葱花，熟后即可食用。

人参粳米粥：人参10克，粳米100克，冰糖适量。将粳米加1000毫升水用小火煮烂，放入人参粉和冰糖再煮沸便可食用。

蒜泥马齿苋：大蒜30克，马齿苋500克，食盐、酱油、白糖、芝麻、花椒面、葱白、味精、醋各适量。马齿苋沸水泡透，大蒜捣成泥，芝麻爆香后捣碎。将马齿苋用食盐拌匀，加入蒜等调料，撒上芝麻，装入盘中即可食用。

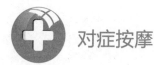对症按摩

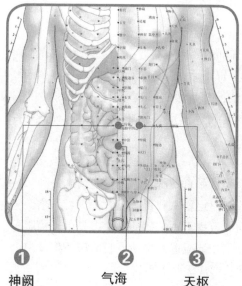

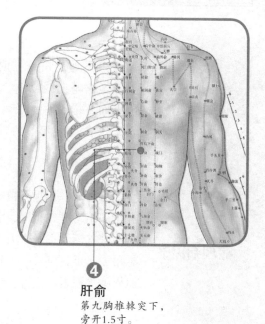

①

神阙
人体的腹中部，
脐中央。

②

气海
位于体前正
中线，脐下1
寸半。

③

天枢
平脐中，距脐
中2寸处。

④

肝俞
第九胸椎棘突下，
旁开1.5寸。

按摩步骤 ▼

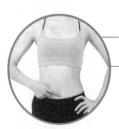

step **1** ←

按摩部位：神阙
按摩手法：指压
按摩时间：1分钟
按摩力度：★ ★ ★

→ step **2**

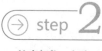

按摩部位：气海
按摩手法：按揉
按摩时间：1分钟
按摩力度：★ ★ ★

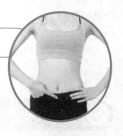

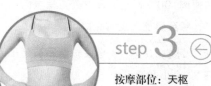

step **3** ←

按摩部位：天枢
按摩手法：按揉
按摩时间：1分钟
按摩力度：★ ★ ★

→ step **4**

按摩部位：肝俞
按摩手法：按揉
按摩时间：1分钟
按摩力度：★ ★ ★ ★

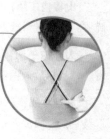

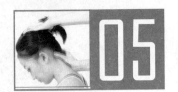

胃下垂

病症概述

胃下垂是指站立时，胃的下缘达盆腔，胃小弯弧线最低点降至髂嵴连线以下，称为胃下垂。患者通常上腹不适，胃部压重而有饱胀感，饭后明显，并有嗳气、胃下坠感、腹痛、恶心、厌食、便秘、心悸、失眠等不适，有时腹部有隐痛感。

病理病因

中医属"虚损"范畴，暴饮暴食使脾胃失调；或情志失利，肝气郁结，肝气犯胃，引起脾胃损伤；脾胃素虚者，气行下陷，从而脾气渐无提升之力，而导致胃下垂。病的发生多是由于膈肌悬吊力不足，肝胃、膈胃韧带功能减退而松弛，腹内压下降及腹肌松弛等因素，使胃呈鱼钩状形成无张力型胃。

健康贴士

按摩治疗时配合益气健脾、升提中气的中药，效果更好。

治疗胃下垂的关键是增强体质，少食多餐，加强营养，还要加强对腹部肌肉的锻炼。

性生活是体制虚弱者的较大负担，应尽量减少房事次数。

保持乐观情绪，勿暴怒，勿郁闷。

要耐心坚持治疗、食物调理和康复锻炼，要有战胜疾病的信心。

食疗保健 ▶

山楂肉丁汤： 山楂15克，陈皮、枳壳各10克，猪瘦肉100克，盐适量。先将猪瘦肉切丁腌渍。其他材料放入锅中煮半个小时。再放入猪瘦肉丁，煮至熟加入盐调味即可。

人参莲子汤： 人参片10克，红枣10克，莲子40克，冰糖10克。红枣去核泡发，莲子泡发。把材料放入锅里加水煮11分钟，移入蒸笼加冰糖蒸1.5个小时即可。

姜韭牛奶： 韭菜250克，鲜姜25克，牛奶250克。将姜、韭菜洗净，切碎，再将姜和韭菜以及牛奶一同放入锅内，直到牛奶等煮沸即可食用。

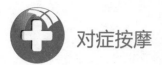

对症按摩

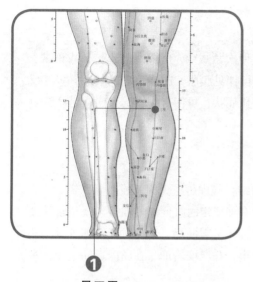

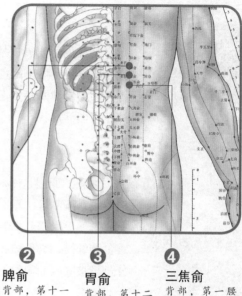

① 足三里
外膝眼下3寸，距胫骨前嵴1横指，当胫骨前肌上。

② 脾俞
背部，第十一胸椎棘突下，旁开1.5寸。

③ 胃俞
背部，第十二胸椎棘突下，旁开1.5寸。

④ 三焦俞
背部，第一腰椎棘突下，旁开1.5寸。

按摩步骤 ▼

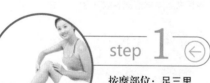

step 1
按摩部位：足三里
按摩手法：按揉
按摩时间：2分钟
按摩力度：★★★

step 2
按摩部位：脾俞
按摩手法：按揉
按摩时间：1分钟
按摩力度：★★★

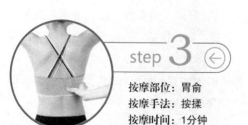

step 3
按摩部位：胃俞
按摩手法：按揉
按摩时间：1分钟
按摩力度：★★★

step 4
按摩部位：三焦俞
按摩手法：按揉
按摩时间：1分钟
按摩力度：★★★

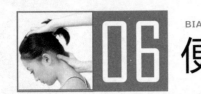

便秘

病症概述

便秘的主要表现是大便次数减少，间隔时间延长，或正常，但粪质干燥，排出困难。可伴见腹胀，腹痛，食欲减退，嗳气反胃等症。慢性便秘多无明显症状，可伴有头昏、头痛、易疲劳等神经官能症症状。

病理病因

便秘的原因是燥热内结，气虚传送无力，或血虚肠道干涩，以及阴寒凝结等。平时没有养成定时排便的习惯，忽视正常的便意，排便反射受到抑制，日久引起便秘。饮食过于精细少渣，缺乏食物纤维，粪便体积减小，黏滞度增加，在肠内运动缓慢，水分过量被吸收而导致便秘。

健康贴士

养成每天定时排大便的习惯，即使没有便意也要定时临厕，建立良好的排便条件反射。

多吃富含维生素B_2的食物，禁食温燥的食物。少食性涩收敛的食物。常吃含粗纤维丰富的蔬菜水果。

晨起空腹饮一杯淡盐水或蜂蜜水，配合腹部按摩或转腰，让水在肠胃振动加强通便作用。

食疗保健 ▶

核桃仁猪肝汤：猪肝200克，核桃仁50克，料酒、葱姜、胡椒粉、盐、猪油各适量。把猪肝片用油煸炒，放入葱姜，烹入料酒，加盐，加水，放入核桃仁，猪肝熟透，调味即可食用。

五仁粥：郁李仁、芝麻、火麻仁、决明子、柏子仁各10克，粳米100克，蜂蜜适量。将所有材料洗净。加适量的水放入煲内煮至粥样，加入适量蜂蜜调味即可。

大黄通便茶：大黄10克、番泻叶10克、蜂蜜20毫升。大黄煎半小时后熄火加番泻叶、蜂蜜，加盖闷10分钟即可。

对症按摩 .... 精确取穴

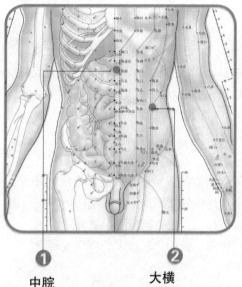

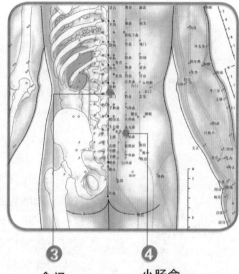

①

中脘
前正中线上，脐中
上4寸。

②

大横
腹中部，距脐中4寸。

③

命门
在第二腰椎棘
突下，即肚脐
正后方处。

④

小肠俞
背正中线旁开
1.5寸，平第一
骶后孔。

.... 按摩步骤 ▼

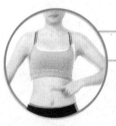

step 1 ←

按摩部位：中脘
按摩手法：一指禅推法
按摩时间：2分钟
按摩力度：★★★

← **step 2**

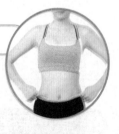

按摩部位：大横
按摩手法：一指禅推法
按摩时间：2分钟
按摩力度：★★★

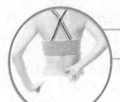

step 3 ←

按摩部位：命门
按摩手法：按揉
按摩时间：1分钟
按摩力度：★★★

← **step 4**

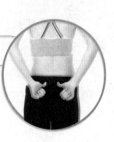

按摩部位：小肠俞
按摩手法：按揉
按摩时间：1分钟
按摩力度：★★★★

<<<<< 第6章 内科疾病的按摩治疗 **139**

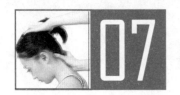

胃肠气胀

○ **病症概述**

　　胃肠胀气以腹胀、频繁嗳气及矢气为主要临床表现的病症，称之为胃肠气胀症。吞气过多，摄入的食物产气过多，消化吸收不良，均可导致胃肠气胀症。主要症状为腹胀，餐后更加明显，部分或全腹疼痛。嗳气、矢气后，腹胀及腹痛减轻。

○ **病理病因**

　　胃肠气胀是由于多种原因引起的胃肠道不通畅，或梗阻胃肠道的气体不能随胃肠蠕动排出体外而积聚于胃肠道内。胃肠道不通畅，肝、胆、胰腺疾患都会产生胃肠气胀。进食过快、癔病性吞气、内镜检查注气过多、服用产气过多的食物或药物等也会产生胃肠气胀。

健康贴士

　　一日三餐要合理分配，一般吃八分饱，勿过食，以适应胃肠的消化能力，吃得太多易发生消化不良和胀气。汤应该在餐前喝，水果应该在两餐之间吃，空腹吃较好，忌餐后喝汤和餐中、餐后吃水果。

　　少吃含高淀粉的产气类食物，如萝卜、土豆、红薯、芋头、南瓜、板栗、沁水、牛蒡、青椒等。也不适宜吃乳制品、豆类、油炸等食物，以及蜜饯和过量的粗纤维食物等。

🍵 食疗保健 ▶

　　山楂麦芽茶：山楂10克，炒麦芽10克，开水500毫升，将山楂和麦芽放到杯子里，用开水冲泡5分钟，过滤掉渣后即可当作茶来饮用。

　　红枣橘皮茶：橘子皮4克，生姜4片，红枣8颗，水适量。将所有材料洗净，红枣剥皮，一同放入锅中，用中火熬煮5分钟，滤渣饮用。

　　麦芽茶：麦芽10克，绿茶1包，水适量。将所有材料放入锅中，以中火熬煮5分钟，滤渣饮用。

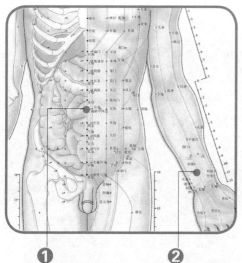

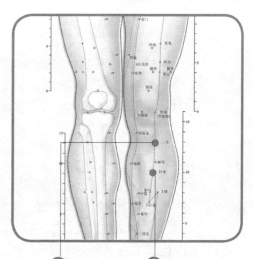

❶ 神阙
位于脐窝正中。

❷ 内关
前臂正中，腕横纹
上2寸，在桡侧屈
腕肌腱同掌长肌腱
之间取穴。

❸ 足三里
外膝眼下3寸，
距胫骨前嵴1横
指，当胫骨前肌
上即是。

❹ 上巨虚
小腿前外侧，当
犊鼻下6寸，足三
里与下巨虚连线
的中点。

⸺⸺⸺⸺⸺⸺⸺⸺⸺⸺⸺⸺⸺⸺⸺⸺⸺⸺⸺ 按摩步骤 ▼

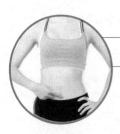

step **1** ←

按摩部位：神阙
按摩手法：摩法
按摩时间：2分钟
按摩力度：★★

→ step **2**

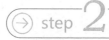
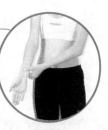

按摩部位：内关
按摩手法：拇指按揉
按摩时间：1分钟
按摩力度：★★★

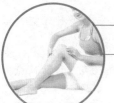

step **3** ←

按摩部位：足三里
按摩手法：拇指按揉
按摩时间：1分钟
按摩力度：★★★★

→ step **4**

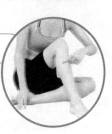

按摩部位：上巨虚
按摩手法：拇指按揉
按摩时间：1分钟
按摩力度：★★★★

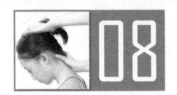

08 尿潴留

病症概述

尿液在膀胱内不能排出称为尿潴留。急性尿潴留时膀胱胀痛，尿液不能排出；慢性尿潴留经常有少量持续排尿，又称假性尿失禁。患者小腹部发胀，有强烈尿意，但小便不能排出。耻骨上方可触及膀胱，叩诊时有浊音或实音，有触痛。

病理病因

尿道狭窄、梗阻：尿道炎症水肿或结石、尿道狭窄、外伤、前列腺增生或肿瘤、急性前列腺炎或脓肿、膀胱肿瘤等阻塞尿道；膀胱疾病或功能障碍：膀胱结石、炎症疤痕、肿瘤、膀胱颈肥厚等使尿道开口变窄或梗阻；产妇尿潴留：产妇分娩时胎头先露部分对膀胱和尿道的压迫，引起了这些器官的充血和水肿，尿道变窄，妨碍排尿致尿潴留。

健康贴士

不能憋尿，不要因为不方便等原因延误排尿，使得膀胱过度膨胀，导致急性尿潴留或充溢性尿失禁。

对于产妇来说，产后要适量饮水，在产后4小时后即使没有尿意也要主动排尿。还可以让产妇听水流声，利用反射促使产妇排尿。

在有尿意而不能排出时，按压关元穴，对排尿有明显帮助。

在病人耻骨上区交替施以冷、热敷，刺激膀胱收缩以促其排尿。

 食疗保健 ▸

桂枝茯苓茶： 党参、茯苓各15克，附子、木香、桂枝、白术、泽泻、猪苓各10克，乌药12克。用水煎服，每天1剂，每日2次。

升麻知母汤： 知母10克，黄柏10克，肉桂10克，熟附片10克，枳壳10克，升麻45克。用水煎服，每天1剂，每日2次。

公英银花粥： 蒲公英60克，金银花30克，大米100克，砂糖适量。将蒲公英、金银花加适量清水煎汁，去渣取药汁，再加入大米煮成稀粥。用适量砂糖调味，每日2次。

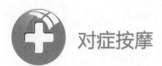对症按摩

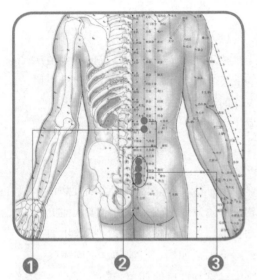

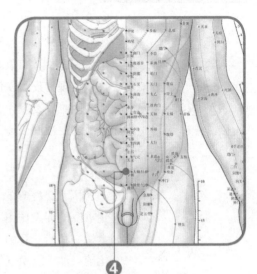

① 肾俞
在腰部，当第二腰椎棘突下，旁开1.5寸。

② 三焦俞
背部，第一腰椎棘突下，旁开1.5寸。

③ 八髎
左右共八个穴位，分别在第一、二、三、四骶后孔中，合称"八穴"。

④ 中极
位于下腹部，前正中线上，当脐中下4寸。

按摩步骤 ▼

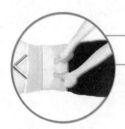

step 1 ←

按摩部位：肾俞
按摩手法：擦揉
按摩时间：2分钟
按摩力度：★★★

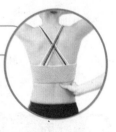

→ step 2

按摩部位：三焦俞
按摩手法：点揉
按摩时间：2分钟
按摩力度：★★★

step 3 ←

按摩部位：八髎
按摩手法：点揉
按摩时间：1分钟
按摩力度：★★★★

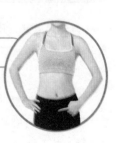

→ step 4

按摩部位：中极
按摩手法：点揉
按摩时间：1分钟
按摩力度：★★

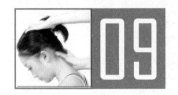

ZHI QI GUAN XIAO CHUAN

支气管哮喘

○ **病症概述**	哮喘，是因支气管痉挛所引起的，是一种很常见的呼吸道疾病。临床表现为反复发作的喘息、气促、胸闷或咳嗽等症状，呼气性呼吸困难反复发作，发作时不能平卧，发作将止时咳出白色泡沫痰。多在夜间或凌晨发生。
○ **病理病因**	遗传因素是哮喘的一个重要病因。环境因素在哮喘发病中也起到重要的促发作用。相关的诱发因素较多，包括吸入性抗原如尘螨、花粉、真菌、动物毛屑等，各种非特异性吸入物如二氧化硫、油漆、氨气等；感染因素如病毒、细菌、支原体或衣原体等引起的呼吸系统感染；食物性抗原如鱼、虾蟹等。

健康贴士

室内要避免潮湿、阴暗，减少霉菌的滋生；尽量不种植一些有花植物，当春季等花粉飘扬高峰季节宜关闭门窗。

室内不要喂养各种宠物，因为皮毛、皮屑、分泌物及排泄物都有可能成为过敏原而导致哮喘发作。

在哮喘发作时，还应少吃胀气或难消化的食物，如豆类、山芋等，以避免腹胀压迫胸腔而加重呼吸困难。

食疗保健 ▸

肉丝炒菠菜：瘦猪肉150克，菠菜300克，小虾15克，豆油50毫升，醋、味精、香油各适量。将菠菜用开水泡透后捞出，入冷开水中过凉。瘦猪肉切丝；小虾用温水泡发；锅内放入豆油烧热，下入肉丝、菠菜、小虾煸炒，再加少许酱油、醋、味精、香油拌匀即可。

五味子爆猪腰：杜仲15克、五味子6克、羊腰500克、清水1000毫升。将杜仲、五味子放入锅中，一同煎煮40分钟，去掉浮渣，熬成稠液。羊腰切成小块的腰花，用芡汁裹匀。烧热油锅，放入腰花爆炒，熟嫩后，再加入葱、姜等调味料即可。

对症按摩

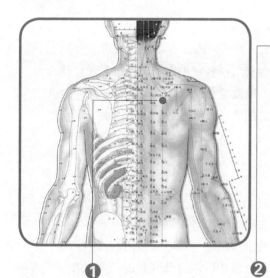

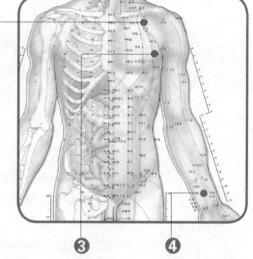

1 魄户
第三胸椎棘突下旁开3寸。

2 中府
胸前壁的外上方，云门穴下1寸，前正中线旁开6寸，平第一肋间隙处。

3 天溪
前正中线旁开6寸，第四肋间隙中。

4 内关
前臂正中，腕横纹上2寸，在桡侧屈腕肌腱同掌长肌腱之间。

按摩步骤 ▼

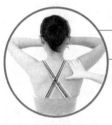

step 1 ←

按摩部位：魄户
按摩手法：按揉
按摩时间：1分钟
按摩力度：★★★★

step 2 →

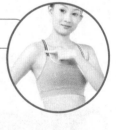

按摩部位：中府
按摩手法：按揉
按摩时间：1分钟
按摩力度：★★★

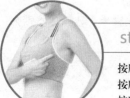

step 3 ←

按摩部位：天溪
按摩手法：按揉
按摩时间：1分钟
按摩力度：★★★

step 4 →

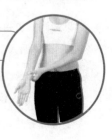

按摩部位：内关
按摩手法：按揉
按摩时间：1分钟
按摩力度：★★★

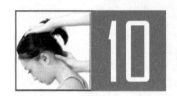

FEI QI ZHONG

10 肺气肿

病症概述

临床表现症状轻重视肺气肿程度而定。早期可能无症状或仅在劳动、上楼或登山、爬坡时有气急气短，随着肺气肿的进展，呼吸困难程度也随之加重，可能感到乏力、体重下降、食欲减退、上腹胀满等。

病理病因

肺气肿常常继发于慢性支气管、支气管哮喘和肺纤维化等疾病。久咳、久哮、久喘、肺痨等都可引发肺气肿。吸入各种有害气体及粉尘，特别是吸烟，或呼吸道内病毒和细菌的反复感染也可引发本病。遗传因素与肺气肿的发生也存在一定关系。

健康贴士

改善环境卫生，做好个人劳动保护，消除及避免烟雾、粉尘和刺激性气体对呼吸道的破坏性影响。

肺气肿病人应忌食辣椒、葱、蒜、酒等辛辣刺激性食物。避免食用产气食物。如红薯、韭菜等。忌食海腥油腻之品。

有心力衰竭者，则应注意忌盐。若长期饮食量较少，又用利尿剂者应注意补充钾离子。

 食疗保健

贝母粥：贝母10克、北粳米50克，冰糖适量。将贝母洗净；北粳米、冰糖加水煮粥，待米汤未稠时调入贝母。改文火稍煮片刻，粥稠即可。每日早晚温服。

银耳红枣羹：银耳15克、红枣20克，冰糖适量。银耳用冷水泡开，洗净，去蒂；红枣洗净，去核，共放入锅中。加水400毫升，小火煮至熟，再下冰糖即可。

土茯苓煲瘦肉：瘦猪肉450克、山药30克、土茯苓20克、盐适量。瘦猪肉滚烫后切成小块。全部材料入砂锅加1000毫升水，煮开后再用小火煲3小时，加盐调味起锅。

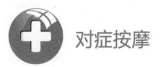
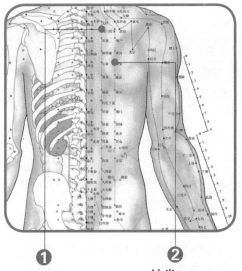

① 风门
第二胸椎棘突下旁开1.5寸。

② 神堂
第五胸椎棘突下旁开3寸。

③ 天突
位于颈部,当前正中线上胸骨上窝中央。

④ 中府
在胸前壁的外上方,云门下1寸,平第一肋间隙,距前正中线6寸。

---------------------------------- 按摩步骤 ▼

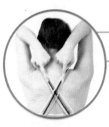

step 1 ←

按摩部位:风门
按摩手法:指压
按摩时间:1分钟
按摩力度:★ ★ ★

→ step 2

按摩部位:神堂
按摩手法:按揉
按摩时间:2分钟
按摩力度:★ ★ ★ ★

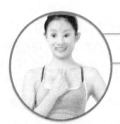

step 3 ←

按摩部位:天突
按摩手法:指压
按摩时间:1分钟
按摩力度:★ ★ ★

→ step 4

按摩部位:中府
按摩手法:按揉
按摩时间:1分钟
按摩力度:★ ★ ★ ★

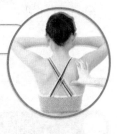

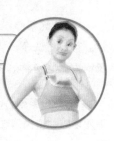

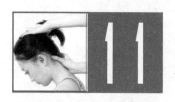

GUAN XIN BING

11 冠心病

○ **病症概述**	冠心病是老年多发病，主要症状表现是胸腔中央发生一种压榨性的疼痛，并可迁延至颈、颌、手臂及胃部。其他可能症状有眩晕、气促、出汗、寒战、恶心及昏厥。严重患者可能因为心力衰竭而死亡。
○ **病理病因**	冠心病的确切病因尚不完全清楚，中医认为是正气亏虚，痰浊、瘀血、气滞、寒凝，引起心脉痹阻不畅所致。该病与高血压、高脂血症、高黏血症、糖尿病、内分泌功能低下及年龄大等因素有关。吸烟与冠心病之间存在着明显的用量与反应的对应关系。久坐及吸烟者患病概率更大。

健康贴士

　　合理饮食，不要偏食，不宜过量。生活要有规律，避免过度紧张；保持足够的睡眠，培养多种情趣；保持情绪稳定，切忌急躁、激动或闷闷不乐；多喝茶，不吸烟、酗酒。
　　出现以下症状时应尽快就医，尽早发现冠心病：劳累或精神紧张时胸骨后或心前区闷痛或紧缩样疼痛；性生活或用力排便时心慌、胸闷、气急或胸痛不适；反复出现脉搏不齐，不明原因心跳过速或过缓。

 食疗保健 ▶

　　玉竹炖猪心：玉竹50克、猪心500克，生姜、葱、花椒、食盐、白糖、味精、香油适量。将玉竹洗净，切成段；猪心剖开，洗净血水，切块。将玉竹、猪心、生姜、葱、花椒同置锅内煮40分钟。下食盐、白糖、味精和香油于锅中即可。趁热空腹分2次食用。

　　山药白果粥：山药300克、瘦肉30克、香菜5克、白果10克、红枣4粒。山药切片，红枣泡发切碎，瘦肉剁蓉，姜切丝，葱切花，香菜切末。砂锅中注水烧开，放入米煮成粥，放入白果、山药煮5分钟后加入红枣、瘦肉、姜丝煮烂，盐和鸡精调味即可。

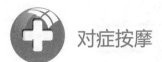
对症按摩

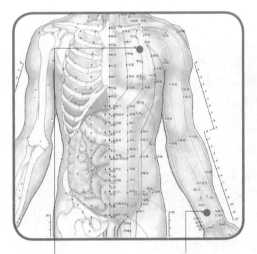

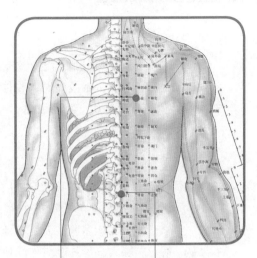

①

屋翳

在胸部，当第四肋间隙，距前正中线4寸。

②

内关

位于前臂正中,腕横纹上2寸,在桡侧屈腕肌腱同掌长肌腱之间。

③

心俞

在背部，当第五胸椎棘突下，旁开1.5寸。

④

命门

位于腰部，当后正中线上，第二腰椎棘突下凹陷中旪脐正后方处。

按摩步骤

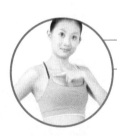

step 1 ⟵

按摩部位：屋翳
按摩手法：按揉
按摩时间：1分钟
按摩力度：★★

⟶ step 2

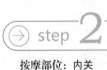

按摩部位：内关
按摩手法：一指禅推法
按摩时间：2分钟
按摩力度：★★★

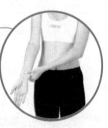

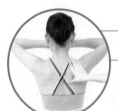

step 3 ⟵

按摩部位：心俞
按摩手法：一指禅推法
按摩时间：2分钟
按摩力度：★★★

⟶ step 4

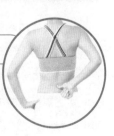

按摩部位：命门
按摩手法：小鱼际横擦
按摩时间：1分钟
按摩力度：★★★

12 JIA ZHUANG XIAN GONG NENG KANG JIN

甲状腺功能亢进

○ **病症概述**

甲状腺功能亢进的症状包括神经紧张、心情烦躁、排汗增多、失眠及疲劳、身体虚弱、掉头发、体重减轻、双手发抖、全身无力、无法耐热、心跳加速。女性患者会有停经或月经减少现象。本病恶化时可引起休克、心衰、肺水肿等严重并发症。

○ **病理病因**

甲状腺功能亢进俗称"甲亢"，是甲状腺功能过分活跃的一种疾病。身体的各种反应，包括消化过程，均加速进行。原发性甲亢，多数认为是自身免疫性疾病，以中青年女性为多见。甲状腺大多呈弥漫对称性肿大，往往同时呈突眼征。继发性甲亢指在单纯性结节性甲状腺肿基础上，以生结节分泌大量甲亢腺素，造成甲亢症状。

健康贴士

食物应选有滋阴功效的，如龟、鳖、母水鸭等。注意高热量、高蛋白、高维生素及补充钙、磷、钾、锌、镁等。

甲亢病人平时要忌食含碘多的食物，如海带、紫菜和海鱼等。也要忌食刺激性食品，如辣椒、姜、酒、葱、韭菜等。也要忌食燥热食物，如榴莲、桂圆、荔枝等。

避免精神诱因，生活规律，劳逸结合。

🍵 食疗保健 ▶

莲子茯苓门冬糕：麦门冬500克，莲子500克，茯苓500克，白糖、桂花适量。莲子、茯苓洗净，把莲子去皮心，茯苓切片，与麦门冬同研成细粉，拌入白糖、桂花，用水调匀，上笼蒸20分钟。每日2次，每次50克。

灵芝茶：灵芝片10克、水1000毫升、红糖30克。先把灵芝洗净，切成碎块。锅内放入1000毫升水，倒入切好的灵芝碎块，先用大火把水烧开，再转小火继续煮半个小时，熄火后，滤掉药渣，加入红糖调味，即可食用。注意体质过于虚弱者不宜天天服用。

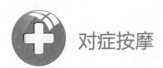 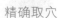
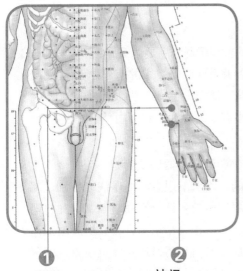

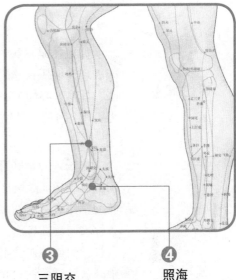

① 内关
前臂正中,腕横纹上2寸,在桡侧屈腕肌腱同掌长肌腱之间。

② 神门
腕横纹尺侧端,尺侧腕屈肌腱的桡侧凹陷处。

③ 三阴交
小腿内侧,足内踝尖上3寸,胫骨内侧缘后方。

④ 照海
内踝尖正下方凹陷处。

⋯⋯⋯⋯⋯⋯⋯⋯⋯⋯⋯⋯⋯⋯⋯⋯⋯⋯⋯⋯ 按摩步骤 ▼

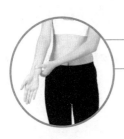

step 1 ←

按摩部位：内关
按摩手法：拇指指端点压
按摩时间：1分钟
按摩力度：★ ★ ★

→ step 2

按摩部位：神门
按摩手法：拇指指端点压
按摩时间：1分钟
按摩力度：★ ★ ★

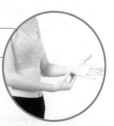

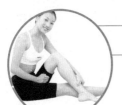

step 3 ←

按摩部位：三阴交
按摩手法：拇指指端点压
按摩时间：1分钟
按摩力度：★ ★ ★ ★

→ step 4

按摩部位：照海
按摩手法：示指指端点压
按摩时间：1分钟
按摩力度：★ ★ ★ ★

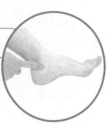

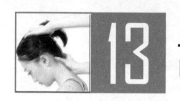

GAO XUE YA
13 高血压

病症概述

高血压是一种以动脉血压升高为主要表现的疾患。一般临床表现为血压在140／90毫米汞柱以上，多并有晕眩、头痛、头胀、耳鸣、心慌、手指发麻、面红、烦躁、失眠等症，临床治疗为服用各种降压药物，但多有不同程度的副作用影响治疗效果。

病理病因

中医认为是肝肾阴阳失调引起。西医认为是由于神经中枢调节血压功能紊乱所引起的。临床上很多高血压病人特别是肥胖型常伴有糖尿病，而糖尿病也较多地伴有高血压，因此将两者称之同源性疾病。糖尿病人由于血糖增高，血黏稠度增加，血管壁受损，血管阻力增加，易引起高血压。体重超重、膳食中高盐、过度饮酒和吸烟、社会心理因素等都与高血压的发生密切相关。

健康贴士

患者平时要注意饮食调节，以低盐、低动物脂肪饮食为宜，并避免进富含胆固醇的食物。

合理安排作息时间，生活要有规律，避免过度劳累和精神刺激。应早睡早起，不宜在临睡前活动过多和看刺激性的影视节目。

注意保暖，避免受寒。因为寒冷可以引起毛细血管收缩，易使血压升高。病人如出现头痛、呕吐等高血压脑病症状，需立即送医院治疗。

 食疗保健 ▶

山楂降压汤： 山楂15克、猪瘦肉200克，食用油30毫升、姜5克、葱10克、鸡汤1000毫升。瘦猪肉切片；姜拍松；葱切段。锅内加入食用油，烧至六成熟时，下入姜、葱爆香，加入鸡汤，烧沸后下入猪肉、山楂、盐，用小火炖50分钟即可。

芹菜爆香菇： 芹菜400克、香菇（水发）50克、醋、干淀粉、酱油、味精、菜油适量。芹菜用盐拌匀；醋、味精、淀粉加水兑成汁待用。炒锅置火上烧热后，入菜油30毫升，下入芹菜，煸炒后，投入香菇片迅速炒匀，再加入酱油，淋入芡汁速炒起锅即可。

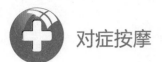
对症按摩

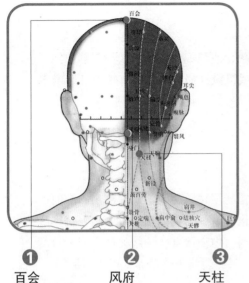

①
百会
位于头部，当前发际正中直上5寸，或两耳尖连线中点处。

②
风府
后发际正中直上1寸，枕外隆凸直下凹陷中。

③
天柱
后头骨正下方凹处，后发际正中旁开约2厘米。

④
涌泉
位于足底部，在足前部凹陷处，第二、三趾趾缝纹头端与足跟连线的前1/3处。

按摩步骤 ▼

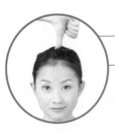

step **1** ←
按摩部位：**百会**
按摩手法：**按揉**
按摩时间：**3分钟**
按摩力度：★ ★ ★

→ step **2**
按摩部位：**风府**
按摩手法：**按揉**
按摩时间：**2分钟**
按摩力度：★ ★ ★

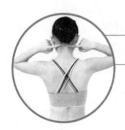

step **3** ←
按摩部位：**天柱**
按摩手法：**拿法**
按摩时间：**1分钟**
按摩力度：★ ★ ★ ★

→ step **4**
按摩部位：**涌泉**
按摩手法：**按揉**
按摩时间：**2分钟**
按摩力度：★ ★ ★ ★

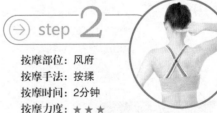

14 消化性溃疡

XIAO HUA XING KUI YANG

病症概述

疼痛的位置多在中上腹，或稍偏高处，或在剑突下和剑突下偏左处。多呈钝痛、灼痛或饥饿样痛。还可能有唾液分泌增多、烧心、反胃、嗳酸、嗳气、恶心、呕吐等其他胃肠道症状。

病理病因

一般将胃溃疡和十二指肠溃疡总称为消化性溃疡，有时简称为溃疡。中医上认为，消化性溃疡的病因在于胃失濡养，则脉络拘急，气血运行不畅。是因为内伤饮食，情绪失调，劳倦过度，导致胃气失和，气机郁滞，最终胃络失于温养，胃阴不足。

健康贴士

以易消化的食物为主，避免刺激性物质，吃七分饱。溃疡虽然容易治疗，但是容易复发。除饮食要注意外，还要保持充足的睡眠、适度的运动及消除过度的紧张，是基本有效的方法。

戒除不良的生活习惯。减少烟、酒、辛辣、浓茶、咖啡及某些药物的刺激，对溃疡的愈合及预防复发都有重要意义。

切忌空腹上班和空腹就寝。

食疗保健

佛手元胡猪肝汤：佛手9克、元胡9克、制香附6克、猪肝100克。将佛手、元胡、制香附洗净后，放入锅内，加适量水煮沸，再用文火煮15分钟左右。加入已洗净切好的猪肝片，放适量盐、姜丝、葱花，熟后即可食用。每日或隔日吃1次。

田三七炖鸡：母鸡1000克、丹参20克、田三七10克，生姜、盐、味精各适量。将母鸡宰杀，洗净，斩切；丹参切片，田三七捣碎。将丹参、田三七与鸡同放于砂锅中，加600毫升清水，烧开加入姜丝和盐，小火炖1小时，放味精即可。

对症按摩

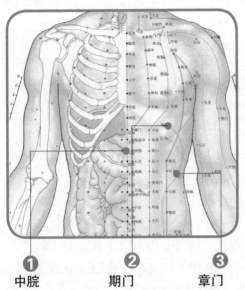

❶ 中脘
前正中线上，脐中上4寸。

❷ 期门
位于乳下两肋间当第六肋间。

❸ 章门
该穴位于人体的侧腹部，当第十一肋游离端的下方。

❹ 公孙
足内侧第一跖骨基底部前下缘，第一趾关节后1寸处。

按摩步骤 ▼

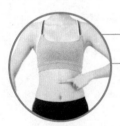

step 1 ←
按摩部位：中脘
按摩手法：按揉
按摩时间：1分钟
按摩力度：★★★★

→ step 2
按摩部位：期门
按摩手法：按揉
按摩时间：1分钟
按摩力度：★★

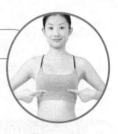

step 3 ←
按摩部位：章门
按摩手法：按揉
按摩时间：1分钟
按摩力度：★★

→ step 4
按摩部位：公孙
按摩手法：按揉
按摩时间：1分钟
按摩力度：★★★★

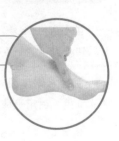

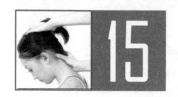

15 糖尿病

○
病症概述

糖尿病是胰岛功能减退而引发的糖、蛋白质、脂肪、水和电解质等一系列代谢紊乱综合征。典型病例可出现多尿、多饮、多食、消瘦等表现。即"三多一少"症状。重症病者会出现肺结核、高血压病、肾及视网膜微血管的病变等。

○
病理病因

胰岛在胰腺内，可以分泌胰岛素。胰岛素的作用是促进糖代谢。当胰岛素分泌过少时，人体的糖代谢速度慢，就会发生糖尿病，使患者血糖上升，尿中含糖。中医称糖尿病为"消渴"。按照病情轻重，本病可分为上消（肺消）、中消（胃消）、下消（肾消）。多因火热耗津，或阴火上蒸肺胃，导致肾虚、肺燥、胃热，最终导致本病。

健康贴士

按摩穴位前，最好配合腹肌拿揉5遍，小腿内侧按揉5分钟，腰背部按揉5分钟，效果更好。按摩可加强胰脏功能，减少并发症的发生。

在保证机体合理需要的情况下，应限制粮食、油脂的摄入，忌食糖类。饮食应以适量米、面、杂粮，配以蔬菜、豆类、瘦肉和鸡蛋等。

戒烟酒、浓茶和咖啡等。保持心情舒畅，心态平和。建立并坚持有规律的生活起居习惯。

☕ 食疗保健 ▶

韭菜茶：韭菜100克。把韭菜洗净后切成4厘米长的小段，加水1000毫升，大火把水煮开后转小火再煮15分钟，滤渣后当茶喝。不要加任何调料，每日喝3次，连喝一周。

豆腐浆粥：粳米50克，豆腐浆500毫升。先煮粳米，加豆腐浆，至米开花后熬成粥，调味食用。适用于糖尿病伴高血压、冠心病者，糖尿病肾病肾衰者不宜服用。

木耳粥：银耳5～10克，粳米100克，大枣3枚。浸泡银耳，将粳米、大枣煮粥，快熟时加银耳。适用于糖尿病血管病变者，木耳有破血作用，糖尿病孕妇慎用。

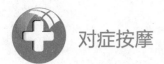
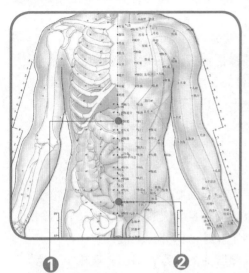

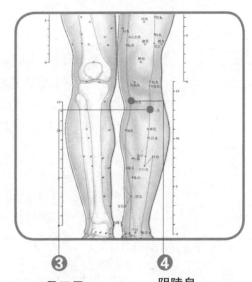

①中脘
前正中线上，脐中上4寸。

②中极
位于下腹部，前正中线上，当脐中下4寸。

③足三里
外膝眼下3寸，距胫骨前嵴1横指，当胫骨前肌上。

④阴陵泉
小腿内侧，胫骨内侧踝后下方凹陷处。

————————————————————————————— 按摩步骤 ▼

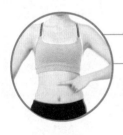

step **1** ←

按摩部位：中脘
按摩手法：一指禅推法
按摩时间：1分钟
按摩力度：★ ★ ★

→ step **2**

按摩部位：中极
按摩手法：一指禅推法
按摩时间：1分钟
按摩力度：★ ★ ★ ★

step **3** ←

按摩部位：足三里
按摩手法：按揉
按摩时间：1分钟
按摩力度：★ ★ ★ ★

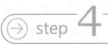 → step **4**

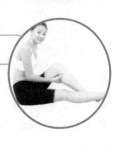

按摩部位：阴陵泉
按摩手法：按揉
按摩时间：1分钟
按摩力度：★ ★ ★ ★

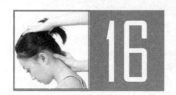

FEI PANG ZHENG

16 肥胖症

病症概述	肥胖症是一些社会性慢性疾病。机体内热量的摄入量高于消耗，导致体重超标、体态臃肿，通俗讲肥胖就是体内脂肪堆积过多。中医认为肥胖症多因脾胃薄弱，饮食不节，嗜食厚味，或肝气郁结，气滞痰生，或多静少动所致。
病理病因	单纯性肥胖就是非疾病引起的肥胖。过食性肥胖是由于人成年后过度饮食，使摄入的热量大大超过身体生长和活动的需要造成肥胖。续发性肥胖是由内分泌混乱或代谢障碍引起的一类疾病。其他造成肥胖症的因素包括肥胖家族史（遗传因素）、摄入热量过多（营养因素）和药物副作用。

健康贴士

　　肥胖人易发冠心病、高血压、心血管等疾病，也是人类长寿的障碍。所以要时刻预防肥胖症，注意进食方式，要慢食多嚼，避免狂食。

　　坚持合理的饮食计划，每日总热量应控制在1200千卡以下，蛋白质60克左右，少吃油煎食物和甜品，增加蔬菜量，主食应控制在每日150克。

　　对于单纯性肥胖的人，要减少热量的摄入，从事各种体力劳动和体育运动来增加机体对热量的消耗。

🍵 食疗保健 ▶

　　雪梨兔肉羹：兔肉500克，雪梨400克，车前叶15克。雪梨榨汁，车前叶煎取汁100毫升；兔肉煮熟后，加梨汁、车前汁及琼脂同煮；成羹后即可。

　　春笋里脊：里脊肉100克，春笋100克，葱蒜少许。盐、生抽、糖、绍酒、水淀粉各适量。将里脊肉切丝，用冷水浸泡白净，控干水分后，用盐、生抽、糖、绍酒入味；将春笋剥皮洗净，切成丝。炒锅内热油，爆香葱蒜，把里脊肉放入翻炒几下，再放笋丝翻炒。加盐、味精搅拌均匀即可。笋丝促进肠胃蠕动，帮助消化，脂肪不宜贮积。

 对症按摩

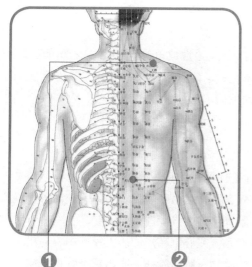

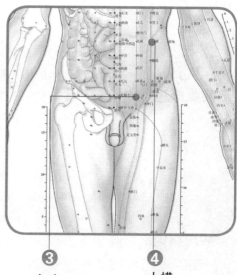

①

肩井

人体的肩上，前直乳中，大椎与肩峰端连线的中点，即乳头正上方与肩线交接处。

②

胃俞

在背部，当第十二胸椎棘突下，旁开1.5寸。

③

归来

人体的下腹部，当脐中下4寸，距前正中线2寸。

④

大横

位于人体的腹中部，距脐中4寸。

按摩步骤 ▼

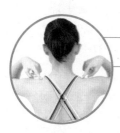

step 1 ←

按摩部位：肩井
按摩手法：拿法
按摩时间：2分钟
按摩力度：★★★★

step 2 →

按摩部位：胃俞
按摩手法：点按
按摩时间：1分钟
按摩力度：★★★

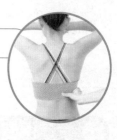

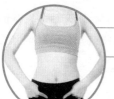

step 3 ←

按摩部位：归来
按摩手法：点按
按摩时间：1分钟
按摩力度：★★★

step 4 →

按摩部位：大横
按摩手法：点按
按摩时间：1分钟
按摩力度：★★★

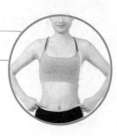

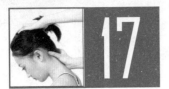

DIAN XIAN

17 癫痫

○ **病症概述**

癫痫是指大脑神经元突发性异常放电导致短暂大脑功能障碍的一种慢性疾病。俗称羊癫疯。癫痫小发作时患者突然瞪目直视、呆立或呆坐，无跌扑和抽搐。癫痫大发作时患者突然发作，有时会大叫一声，全身抽搐，咬牙，持续数分钟后进入昏睡。

○ **病理病因**

癫痫分为原发性和继发性两种。原发性癫痫的病因，目前尚无法阐明；而继发性癫痫，则常是由脑膜炎、脑炎、脑血管痉挛、颅内疾病、低血糖、脑外伤和中毒等原因所引起。在一些有癫痫病史，先天性中枢神经系统或心脏畸形的病人家族中容易出现癫痫。颅脑其他疾病，脑肿瘤、脑血管病、颅内感染等也可能诱发癫痫。

健康贴士

癫痫患者在一般情况下可以参加正常的体育运动，以提高身体素质和增强战胜疾病的信心，但不宜参加剧烈和大运动量的体育活动，如长跑，因长跑往往出现过度换气现象，而过度换气时由于CO_2排出过多，使体内产生呼吸性碱中毒而诱发癫痫，特别是诱发失神发作和大发作。同时对大运动量的足球、篮球运动也应该避免，跳水、游泳也不宜参加，因这些项目如果同时伴发癫痫会造成意外。

🍵 食疗保健 ▸

橄榄糊：橄榄400克，水800毫升。先把橄榄放入锅内加水用大火煮，水开后，煮橄榄的水备用，把橄榄捞起来，去核捣烂，再倒入锅里用小火熬成糊。每次15毫升，吃时可用白糖调味，开水冲服，早晚各1次。

全蝎绿豆粉丝：全蝎3只，绿豆细粉丝50克，少许食油。油入锅，待油热后将绿豆淀粉制成的细粉丝，放入热油锅中炸成白色出锅；再把全蝎也放入油锅炸到酥脆，然后与粉丝一起装盘食用。每日3次，连服1周。间断服用也可。

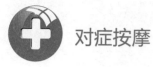 对症按摩

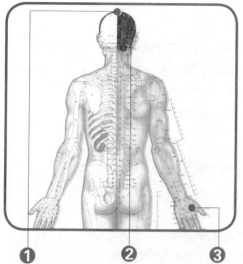

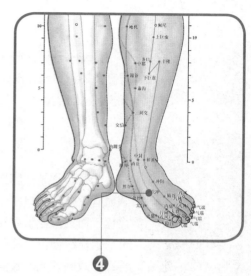

①百会
头部，当前发际
正中直上5寸，
或两耳尖连线中
点处。

②风池
后颈部，后头骨
下，两条大筋外
缘陷窝中，相当
于与耳垂齐平。

③合谷
手背第一、二掌
骨间，第二掌骨
桡侧的中点处。

④太冲
位于人体脚背部第
一、二跖骨接合部之
前凹陷处。

按摩步骤

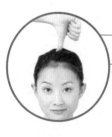

step 1

按摩部位：百会
按摩手法：指压
按摩时间：5分钟
按摩力度：★★★

step 2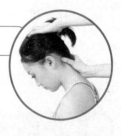

按摩部位：风池
按摩手法：点拿
按摩时间：5分钟
按摩力度：★★★

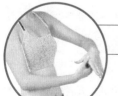

step 3

按摩部位：合谷
按摩手法：指压
按摩时间：3分钟
按摩力度：★★★

step 4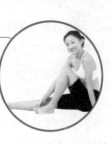

按摩部位：太冲
按摩手法：按揉
按摩时间：3分钟
按摩力度：★★★★

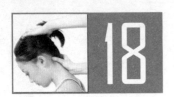

18 半身不遂

BAN SHEN BU SUI

病症概述

半身不遂，又叫偏瘫，症状是：半身肢体不遂，口眼㖞斜，语言障碍，口角流涎，吞咽困难，并伴有颜面、手足麻木，肢体沉重或手指震颤等。轻度病人尚能活动，严重者常卧床不起，丧失生活能力。经常在用力或情绪激动的情况下突然发病。

病理病因

半身不遂常由脑血管意外所致，也就是中医上常说的中风。脑血管意外分为缺血性和出血性两类。缺血性脑血管意外又叫脑血栓，而出血性脑血管意外又叫脑溢血。脑动脉硬化、脑血管狭窄、血流缓慢、血液黏稠度增高等逐渐形成血栓，堵塞某一脑血管，导致脑梗死。脑溢血是指脑实质的血管破裂，血液渗出，压迫正常脑组织，导致瘫痪。

健康贴士

按摩穴位时，对患肢做拿法、擦法、捏法、搓法的按摩，效果会更好。本病不是一朝一夕就可以见效的，因此要坚持每天对患肢和穴位进行按摩，控制病情，改善病情。

按摩治疗半身不遂，应在病情稳定后进行，不宜在发病时进行。

需长期做复健运动，保持身体清洁，经常擦洗，预防褥疮。

饮食不宜过量，不吃刺激性及动物脂肪过多的食物。

🍵 食疗保健 ▶

豆豉酒：豆豉（炒香）500克、米酒500毫升。将豆豉放入袋子里在米酒中泡3天，去渣后即可食用。先服豆豉的水煮液，再饮此酒，温服1～2杯。

生姜橘红饮：生姜24克，橘红10克。水煎去渣，频服。

木瓜煲羊肉：木瓜30克、伸筋草15克、羊肉250克、盐5克、味精2克、胡椒粉3克。木瓜、伸筋草洗净，再加水与羊肉共煮。羊肉烂熟后，加食盐、味精、胡椒粉调味即可。可佐餐用，食肉喝汤。此方有强健筋骨、活血通络的功效。

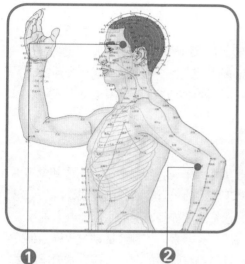

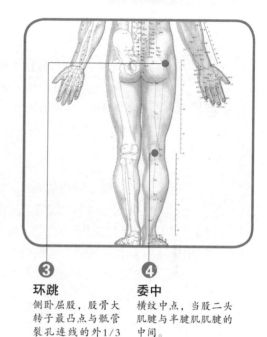

① 太阳
在耳郭前面，前额两侧，外眼角延长线的上方。在两眉梢后凹陷处。

② 尺泽
肘横纹中，肱二头肌腱桡侧凹陷处即是。

③ 环跳
侧卧屈股，股骨大转子最凸点与骶管裂孔连线的外1/3与中1/3交点处。

④ 委中
横纹中点，当股二头肌腱与半腱肌肌腱的中间。

-- 按摩步骤 ▼

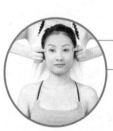

step 1 ←
按摩部位：太阳
按摩手法：按揉
按摩时间：2分钟
按摩力度：★ ★ ★

→ step 2
按摩部位：尺泽
按摩手法：按揉
按摩时间：1分钟
按摩力度：★ ★ ★

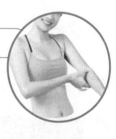

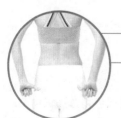

step 3 ←
按摩部位：环跳
按摩手法：按揉
按摩时间：1分钟
按摩力度：★ ★ ★

→ step 4
按摩部位：委中
按摩手法：按揉
按摩时间：1分钟
按摩力度：★ ★ ★

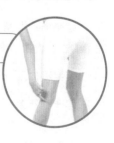

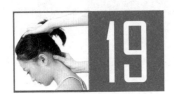

19 神经衰弱

○ **病症概述**

神经衰弱又称自律神经失调，属于神经官能症的一个类型，是一种常见的慢性疾病。常见的症状有失眠、多梦、头痛、头昏，记忆力减退，注意力不集中，自我控制能力减弱，容易激动，同时还伴有心慌气短，出汗较多，食欲不振，有时出现便秘。

○ **病理病因**

神经衰弱的病人，比起正常人来说，容易疲劳、工作和学习上的心情和兴趣骤减，且对于较大的声音、较强的光线，容易引起焦虑眩晕的状况。精神因素是造成神经衰弱的主因。凡是能引起持续紧张和长期内心矛盾的一些因素，使神经活动过程强烈而持久地处于紧张状态，超过神经系统张力的耐受限度，这时就容易发生神经衰弱。

健康贴士

首先要解除病人"身患重疾"的顾虑，坚持自我按摩，树立战胜疾病的信心。

忌喝咖啡、浓茶、酒。参加适当体育活动，不但有助于正常神经活动的恢复，而且能增强体质。

体力劳动对本病患者十分有益，许多病人参加一定的体力劳动锻炼后，病情会好转或痊愈。

🍵 食疗保健 ▸

猪脑汤：取猪脑1个，怀山药50克，枸杞15克，将所有材料洗净后一同放入锅中，加适量清水、食盐、葱、姜，煨熟即成。

芹菜枣仁汤：鲜芹菜90克，酸枣仁8克，加适量水共煮为汤，去渣饮汤。

莲子桂花粥：莲子120克，冰糖150克，桂花15克。银耳与莲子泡涨后蒸熟；锅中倒入适量清水。桂花和冰糖放入锅中加水，水沸后，放入银耳略烫，捞出后与蒸熟的莲子混合均匀，把锅中冰糖汁浇上即可。可佐餐食用。

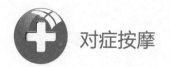
对症按摩

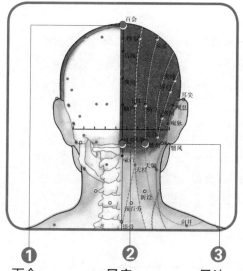

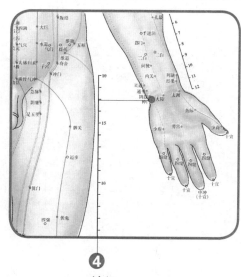

❶ 百会
位于头部，当前发际正中直上5寸，或两耳尖连线中点处。

❷ 风府
位于项部，当后发际正中直上1寸，枕外隆凸直下，两侧斜方肌之间凹陷处。

❸ 风池
位于后颈部，后头骨下，两条大筋外缘陷窝中，相当于与耳垂齐平。

❹ 神门
腕横纹尺侧端，尺侧腕屈肌腱的桡侧凹陷处。

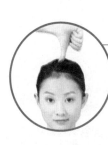
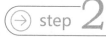

step 1
按摩部位：百会
按摩手法：按法
按摩时间：半分钟
按摩力度：★★★★

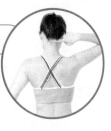

step 2
按摩部位：风府
按摩手法：按法
按摩时间：半分钟
按摩力度：★★★

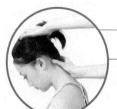
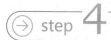

step 3
按摩部位：风池
按摩手法：拿法
按摩时间：半分钟
按摩力度：★★

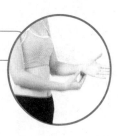

step 4
按摩部位：神门
按摩手法：按法
按摩时间：半分钟
按摩力度：★★

<<<<< 第6章 内科疾病的按摩治疗　165

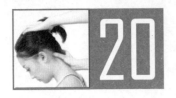

GAN MAO

20 感冒

○ 病症概述	感冒起病时鼻内有干燥感及痒感、打喷嚏、全身不适或有低热，以后渐有鼻塞、嗅觉减退、流大量清水鼻涕、鼻黏膜充血、水肿、有大量清水样或脓性分泌物等。
○ 病理病因	感冒的发生主要由于体虚，抗病能力减弱，当气候剧变时，人体内外功能不能适应，邪气乘虚由皮毛、口鼻而入。偏寒者，肺气不宣，阳气郁阻，毛窍闭塞；偏热者，热邪灼肺，腠理疏泄，肺失清肃。感冒虽以风邪多见，但随季节不同，多夹时气或非时之气，如夹湿、夹暑等。

 对症按摩 | 精确取穴 ▶▶

健康贴士

每晚用较热的水泡脚15分钟，水量没过脚面，泡后双脚要发红，可预防感冒。感冒初起时，可用电吹风对着太阳穴吹3~5分钟热风，每日数次，可减少症状。

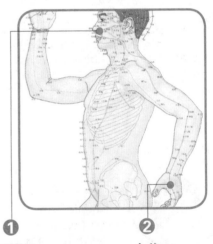

❶ 迎香
人体的面部，在鼻翼旁开约1厘米皱纹中。

❷ 合谷
手背第一、二掌骨间，第二掌骨桡侧的中点处。

按摩步骤 ▼

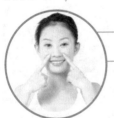

step 1 ←

按摩部位：迎香
按摩手法：点揉
按摩时间：5分钟
按摩力度：★ ★ ★

→ step 2

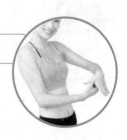

按摩部位：合谷
按摩手法：掐法
按摩时间：3分钟
按摩力度：★ ★ ★

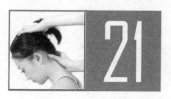

TOU TONG

21 头痛

病症概述

特征是几乎每日双枕部非搏动性持续性钝痛，如带子紧束头部或呈头周缩箍感、压迫感或沉重感。偏头痛发作时眼眶后搏动性头痛，也可为全头痛，常伴恶心、呕吐、疲劳感等。

病理病因

外伤性头痛包括头部局部外伤、脑震荡、脑挫伤、颅内血肿引发的头痛；发热性头痛包括感冒、上呼吸道感染、肺炎等引发的头痛，不包括颅内感染、外伤、肿瘤等中枢性高热；中毒性或药物性头痛包括酒精中毒，一氧化碳中毒，铅、苯等中毒引发的头痛；五官科疾病如眼病、龋齿、齿槽脓肿等会引起头痛。高血压病也会伴有头痛。

 对症按摩 | 精确取穴 ▶

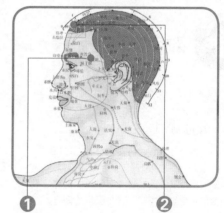

健康贴士

因外感头痛宜食葱、姜、芹菜、菊花等。风热头痛者宜多食绿豆、白菜、萝卜、藕、生梨等。内伤头痛宜食山药、橘子、山楂、红糖等。

❶ 太阳
在耳郭前面，前额两侧，外眼角延长线的上方。在两眉梢后凹陷处。

❷ 神庭
位于人体的头部，当前发际正中直上0.5寸。

按摩步骤 ▼

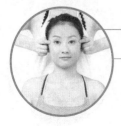

step **1** ←

按摩部位：太阳
按摩手法：按法
按摩时间：2分钟
按摩力度：★★★

→ step **2**

按摩部位：神庭
按摩手法：按揉
按摩时间：1分钟
按摩力度：★★★

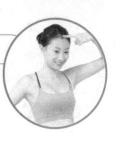

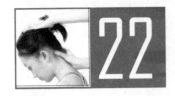

CHANG ZU SE

22 肠阻塞

病症概述	一般的肠阻塞主要症状是腹痛，属于间歇性的疼痛。肠阻塞时间越久，呕吐物会更浑浊，疾病严重时甚至会有粪便呕吐物。患者全身无力，有可能晕眩或晕倒，少尿甚至无尿。
病理病因	由于肠壁肌肉因神经反射障碍而失去蠕动能力，以致肠管无力，肠内容物停止运行的一种疾病。常发生于腹部大手术后或腹膜后血肿或感染。小肠胀气、小肠发炎或肿瘤，肠内的异物、肠缠绕，以及肠外的肿瘤压迫都能导致肠阻塞。未消化的蔬菜或水果的高纤维凝聚而产生的肠粪石也会造成肠阻塞。

对症按摩 | 精确取穴 ▶

健康贴士

　　顺时针摩腹，每次15分钟，每日2~3次，即有明显改善。常喝水保持通便顺畅，尽量别过量食用坚硬的食物。食用食物细嚼慢咽，减少肠胃的负担。

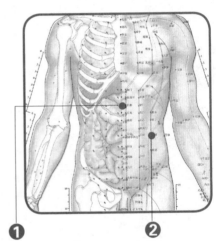

❶ 中脘
前正中线上，脐中上4寸。

❷ 大横
位于人体的腹中部，距脐中4寸。

按摩步骤 ▼

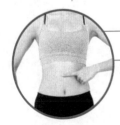

step 1 ←

按摩部位：中脘
按摩手法：拇指按揉
按摩时间：2分钟
按摩力度：★★★

→ step 2

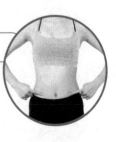

按摩部位：大横
按摩手法：拇指按揉
按摩时间：1分钟
按摩力度：★★★

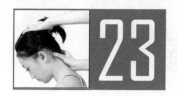

ZUO GU SHEN JING TONG

23 坐骨神经痛

病症概述

坐骨神经痛，通常是指在坐骨神经通路及其分布区内的疼痛，自臀部沿大腿后侧、小腿外侧向远端发射，疼痛呈阵发性或持续性，咳嗽、喷嚏及排便用力时加重。

病理病因

坐骨神经痛大多是椎间盘突出所引起。此外，腰椎长骨刺、腰椎椎间盘突出症、腰椎结核、马尾神经瘤、梨状肌损伤等，都会压迫到腰椎四、五节的神经根，最后导致坐骨神经痛。腰椎结核，骶髂关节炎、盆腔内肿瘤、妊娠子宫压迫、髋关节炎、臀部外伤、糖尿病等也能导致坐骨神经痛。

 对症按摩 | 精确取穴 ▶

健康贴士

运动后要注意保护腰部和患肢，内衣汗湿后要及时换洗，防止潮湿的衣服在身上被焐干，出汗后也不宜立即洗澡，待落汗后再洗，以防受凉、受风。

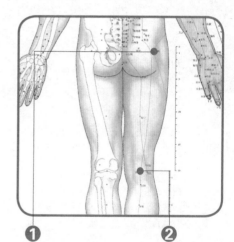

❶ 环跳
侧卧屈股，股骨大转子最凸点与骶管裂孔连线的外1/3与中1/3交点处。

❷ 委中
站立时膝后弯曲处横纹的正中央。

按摩步骤 ▼

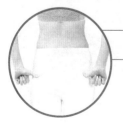

step 1 ←

按摩部位：环跳
按摩手法：指压
按摩时间：1分钟
按摩力度：★★★★★

→ step 2

按摩部位：委中
按摩手法：指压
按摩时间：1分钟
按摩力度：★★★★

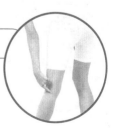

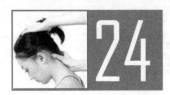

24 三叉神经痛

病症概述	"三叉神经痛"有时也称为"脸痛",是在面部三叉神经分布区内反复发作的神经痛,患者常出现骤发、骤停、闪电样、刀割样、烧灼样、顽固性、难以忍受的剧烈性疼痛。
病理病因	三叉神经痛可分为原发性和继发性两大类。原发性三叉神经痛是指找不到确切病因的三叉神经痛。可能是由于供应血管的硬化并压迫神经造成,也可能是因为脑膜增厚、神经通过的骨孔狭窄造成压迫引起疼痛。继发性三叉神经痛是指由于肿瘤压迫、炎症、血管畸形引起的三叉神经痛。

✚ 对症按摩 | 精确取穴 ▶

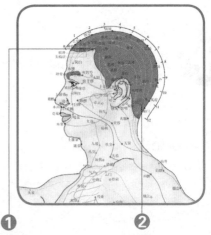

健康贴士

用温水洗脸和刷牙,避免冷水刺激。注意气候变化,避免风吹和寒冷气候对颜面部的刺激。戒烟酒,少吃辛辣刺激性食物。适当进行体育锻炼,增强体质。

❶ 头维
头侧部,当额角发际上0.5寸,头正中线旁4.5寸处。

❷ 风池
位于后颈部,后头骨下,两条大筋外缘陷窝中,相当于与耳垂齐平。

按摩步骤 ▼

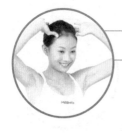

step 1 ←
按摩部位: 头维
按摩手法: 揉法
按摩时间: 3分钟
按摩力度: ★★

→ step 2
按摩部位: 风池
按摩手法: 点拿
按摩时间: 5分钟
按摩力度: ★★

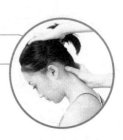

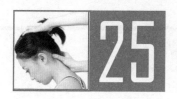

LEI JIAN SHEN JING TONG

25 肋间神经痛

 对症按摩 | 精确取穴 ▶▶

健康贴士

如果配合用推法按摩肋下和胸肋间，按摩效果会更好；伏案工作者要注意坐姿；胸椎部位有基础性疾病的要及时治疗，以免继发肋间神经痛；忌食油腻辛辣。

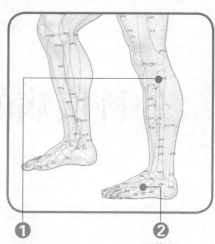

❶ 阳陵泉
人体的膝盖斜下方，小腿外侧之腓骨小头稍前凹陷中。

❷ 足临泣
足背外侧，第四趾关节的后方，小趾伸肌腱的外侧凹陷处。

按摩步骤 ▼

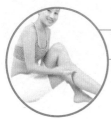

step 1 ←

按摩部位：阳陵泉
按摩手法：按揉
按摩时间：5分钟
按摩力度：★ ★

→ step 2

按摩部位：足临泣
按摩手法：掐法
按摩时间：1分钟
按摩力度：★ ★

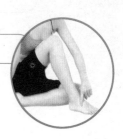

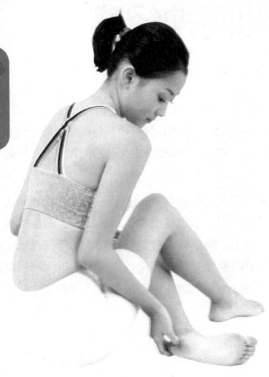

第 7 章

外科疾病的按摩治疗

　　外科疾病分为创伤、感染、肿瘤、畸形和功能障碍五大类。这些疾病常常需要用手术处理作为主要手段来治疗。因此，是否需要手术治疗往往被认为是区别内科还是外科疾病的标准。本章主要是教你如何用按摩来治疗外科疾病，涉及的疾病包括肩周炎、胆结石、乳腺增生病、腕关节挫伤、膝关节挫伤等。在每个病症下，分别介绍了治疗该病的两个或四个特效穴。

本章看点

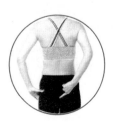 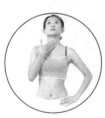 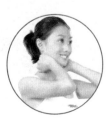 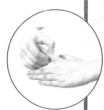

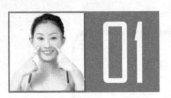

JIAN ZHOU YAN

01 肩周炎

病症概述

早期肩关节呈阵发性疼痛，常因天气变化及劳累而诱发，以后逐渐发展为持续性疼痛，并逐渐加重，昼轻夜重，夜不能寐，不能向患侧侧卧，肩关节可能有广泛压痛，并向颈部及肘部放射，还可出现不同程度的三角肌的萎缩。

病理病因

肩关节的活动减少，尤其是上肢长期靠在身旁，垂于体侧，被认为是肩周炎最主要的诱发因素。肩关节本身变性性疾病，也很可能造成肩周炎。最常见导致肩周炎的软组织退行性疾病是肌腱炎和腱鞘炎，其次是撞击综合征和肩峰下损害。很多肩周炎病人从事手工作业，伏案久坐等具有不良姿势的职业，驼背明显更容易患肩周炎。

健康贴士

按摩穴位前，对患侧肩关节前部及外侧进行自上而下掌揉3分钟，再对患侧上臂的肌肉揉捏2分钟，按摩效果会更好。处于急性期的病者进行按摩时，手法要轻柔。慢性期按摩力道可稍重，但也不宜过猛。

患者平时应适当做体育锻炼，比如练太极拳或者做甩手动作，增强肩关节的运动。注意保暖，睡觉时应穿内衣，肩部不要露在被子外面，避免肩部受寒着凉加重病情。

🍵 食疗保健 ▶

川乌生姜粥：川乌5克、粳米50克，姜少许、蜂蜜适量。把川乌洗净备用。粳米加水煮粥，粥快成时加入川乌，改用小火慢煎，待熟后加入生姜，待冷后加蜂蜜，搅拌即可。每日1剂，趁热服用。

党参枸杞红枣汤：红枣12克、党参20克、枸杞各12克，白糖适量（或盐，据个人口味调整），将党参洗净切成段。再将红枣、枸杞放入清水中浸泡5分钟后再捞出。将所有的材料放入砂锅中，然后放入适量的清水，一起煮沸。煮沸后改用文火再煲10分钟左右。将党参挑出，喝汤，吃枸杞、红枣。

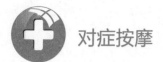
对症按摩 -------------------------------------

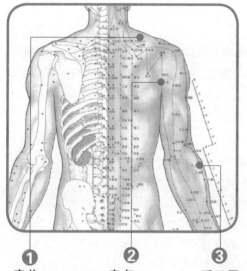

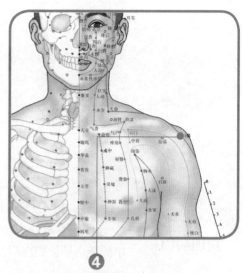

1 肩井
在肩上，前直乳中，当大椎穴与肩峰端连线的中点上。

2 肩贞
位于人体的肩关节后下方，臂内收时，腋后纹头上1寸。

3 手三里
在前臂背面桡侧，当阳溪与曲池连线上，肘横纹下2寸。

4 肩髃
在肩部，三角肌上，臂外展，或向前平伸时，当肩峰前下方凹陷处。

--- 按摩步骤 ▼

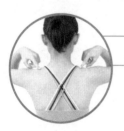
step 1 ←
按摩部位：肩井
按摩手法：拿法
按摩时间：5分钟
按摩力度：★★★

→ step 2
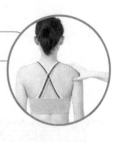
按摩部位：肩贞
按摩手法：点按
按摩时间：3分钟
按摩力度：★★★

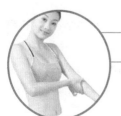
step 3 ←
按摩部位：手三里
按摩手法：拿法
按摩时间：2分钟
按摩力度：★★★

→ step 4
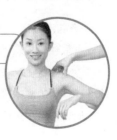
按摩部位：肩髃
按摩手法：点按
按摩时间：3分钟
按摩力度：★★★

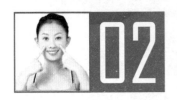

DAN JIE SHI

胆结石

⚪
病症概述

　　胆结石的发病症状表现为上腹疼痛并放射到肩和背部，且低烧、恶心、呕吐、寒战、大汗淋漓甚至伴有黄疸。患者常自幼年即有腹痛、发冷、发热、黄疸反复发作的病史。并发症多且较严重，较常见的有化脓性肝内胆管炎、肝脓肿、胆道出血等。

⚪
病理病因

　　胆囊结石中大部分属于胆固醇结石，胆固醇结石的形成，主要是由于肝细胞合成的胆汁中胆固醇处于过饱和状态，以及胆汁中的蛋白质促胆固醇晶体成核作用，另外的因素则应归因于胆囊运动功能损害，它们共同作用，致使胆汁瘀滞，促发胆石形成。

健康贴士

　　饮食注意荤素搭配，避免过食肥甘厚味。尤其是晚上，应避免进食高胆固醇类食品，如鸡蛋（尤其是蛋黄）、肥肉、海鲜、无鳞鱼类、动物内脏等食品。宜多食各种新鲜水果、蔬菜，进低脂肪、低胆固醇食品，如香菇、木耳、芹菜、豆芽、海带、藕、鱼肉、兔肉、鸡肉、鲜豆类等。宜用煮、蒸、烩、炒、拌、汆、炖的烹调方法，不用油煎、炸、烤、熏的烹调方法。胆囊炎、糖尿病、肾炎、甲状腺功能低下的患者要积极治疗，防止诱发胆结石。

 食疗保健 ▸

　　荸荠海蜇汤：荸荠30克、海蜇丝50克。将荸荠洗净，去皮，切块；海蜇丝洗净。将荸荠、海蜇丝一同放入砂锅中，加适量水，煎汤即可饮用。

　　洋葱炖乳鸽：乳鸽500克、洋葱250克、姜5克、白糖5克、酱油10克，胡椒粉、盐、味精适量。乳鸽洗净砍成小块，洋葱洗净切成角状；锅中加油烧热，洋葱片爆炒至出味。下入乳鸽，加高汤用文火炖20分钟，放白糖等调料至入味后出锅。可随意饮用。

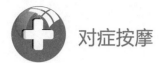

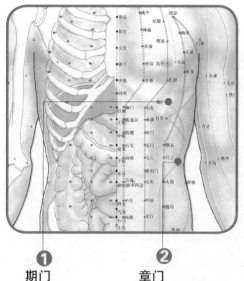

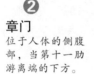

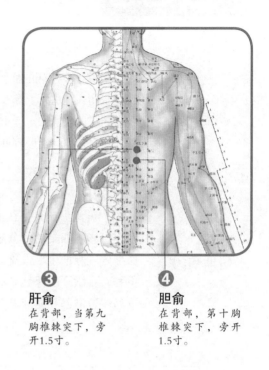

1 期门
位于胸部，当乳头直下，第六肋间隙，前正中线旁开4寸。

2 章门
位于人体的侧腹部，当第十一肋游离端的下方。

3 肝俞
在背部，当第九胸椎棘突下，旁开1.5寸。

4 胆俞
在背部，第十胸椎棘突下，旁开1.5寸。

按摩步骤 ▼

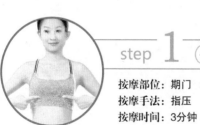

step **1** ←

按摩部位：期门
按摩手法：指压
按摩时间：3分钟
按摩力度：★ ★ ★

→ step **2**

按摩部位：章门
按摩手法：指压
按摩时间：5分钟
按摩力度：★ ★ ★

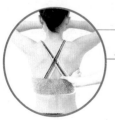

step **3** ←

按摩部位：肝俞
按摩手法：按揉
按摩时间：3分钟
按摩力度：★ ★ ★ ★

→ step **4**

按摩部位：胆俞
按摩手法：按揉
按摩时间：5分钟
按摩力度：★ ★ ★ ★

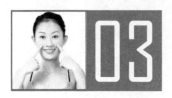

RU XIAN ZENG SHENG

乳腺增生

病症概述	乳腺增生疾病的症状主要以乳房周期性疼痛为特征。起初为游漫性胀痛，乳房外上侧及中上部触痛明显，月经前疼痛加剧，月经后疼痛减退或消失。严重者经前经后均呈持续性疼痛。有时疼痛向腋部、肩背部、上肢等处放射。
病理病因	内分泌失调是公认的引起乳腺增生的一大因素。脂肪摄入过多，可影响卵巢的内分泌，强化雌激素对乳腺上皮细胞的刺激从而导致乳腺增生。人流，不生育或30岁以上生育，不哺乳，夫妻不和，含激素的保健品等等都可能导致乳腺增生。此外过紧的胸罩易压迫淋巴和血液循环，也会导致乳腺增生。

健康贴士

　　过度紧张刺激忧虑悲伤，造成神经衰弱，会加重内分泌失调，促使增生症的加重，故应解除各种不良的心理刺激。
　　生活要有规律、劳逸结合，保持性生活和谐。
　　多吃蔬菜和水果类，多吃粗粮。黑黄豆最好，多吃核桃、黑芝麻、黑木耳、蘑菇。
　　乳腺增生的预防还要注意避免人流，产妇多喂奶，能防患于未然。

🍵 食疗保健 ▸

　　豆腐干炒蒜苗：青蒜苗250克、豆腐干200克，植物油、食盐、味精各适量。将豆腐干洗净，切成丝；青蒜苗去根和老叶，洗净，切段。炒锅上火，下油，油热后放入蒜苗煸炒至呈现翠绿色，加入豆腐干，加盐继续煸炒至熟，再加入味精，炒匀即可装盘。

　　梅子枣芪汤：紫苏梅5颗，热开水600毫升，黑枣5颗，丹参75克，黄芪75克，冰糖少许。先将材料清洗，沥水；黑枣不宜软烂，可用温水先将其泡发。然后将黑枣、丹参、黄芪与紫苏梅放入杯中，冲入热开水10分钟后开盖加冰糖饮用。

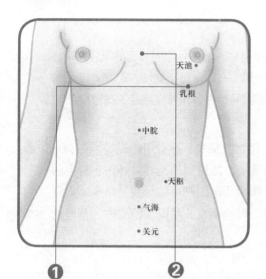

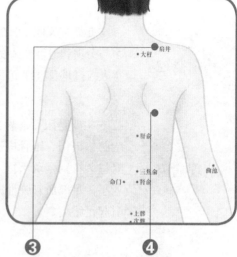

①
乳根
胸部，乳头直下，
乳房根部，当第五
肋间隙，距前正中
线4寸处。

②
膻中
位于胸部，当前
正中线上，平第
四肋间隙，两乳
头连线的中点。

③
肩井
位于肩上，前直乳中、
大椎与肩峰端连线的中
点，即乳头正上方与肩
线交接处。

④
天宗
在肩胛部，当冈
下窝中央凹陷
处，与第四胸椎
相平。

按摩步骤 ▼

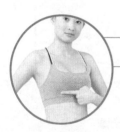

step **1** ←
按摩部位：乳根
按摩手法：摩法
按摩时间：3分钟
按摩力度：★ ★

→ step **2**
按摩部位：膻中
按摩手法：摩法
按摩时间：3分钟
按摩力度：★ ★

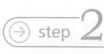

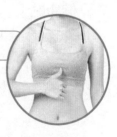

step **3** ←
按摩部位：肩井
按摩手法：拿法
按摩时间：3分钟
按摩力度：★ ★ ★

→ step **4**
按摩部位：天宗
按摩手法：点按
按摩时间：2分钟
按摩力度：★ ★ ★

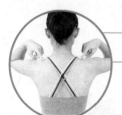

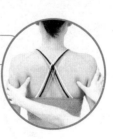

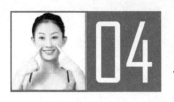

04 足跟痛

病症概述　足跟痛又叫跟骨痛或跟痛症，是多种原因引起的跟骨面痛，多与劳损和退行性病变有密切关系，常见于女性、肥胖者以及老年人。过重及过度负重或长时间行走者是易发此症的高危险群。

病理病因　主要是跟后滑囊炎、跟腱腱鞘炎、腓骨肌腱鞘炎、跟骨下脂肪垫损伤、跟骨皮下滑囊炎、跟腱周围炎等。外伤、行走站立过久特别是负重行走、爬山等原因都可能导致足跟痛。人到老年，足部血管弹性减低，影响供血，足跟受凉受冻，都可能引起足跟痛。

 对症按摩 ｜ 精确取穴 ▶

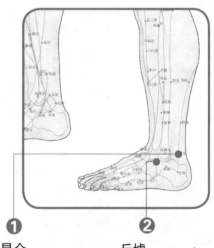

健康贴士

　　急性期应注意休息，减少承重导致疼痛，症状减轻后也应减少站立和行走。应穿软底鞋或在鞋内放海绵垫，减轻足跟压力。按摩后配合热敷，效果更佳。

❶ **昆仑**
在外踝后方，当外踝尖与跟腱之间的凹陷处。

❷ **丘墟**
足外踝的前下方，当趾长伸肌腱的外侧凹陷处。

按摩步骤 ▼

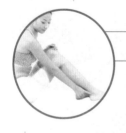

step 1 ←

按摩部位：昆仑
按摩手法：拇指按揉
按摩时间：3分钟
按摩力度：★ ★ ★ ★

→ step 2

按摩部位：丘墟
按摩手法：拇指按揉
按摩时间：3分钟
按摩力度：★ ★ ★ ★

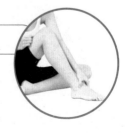

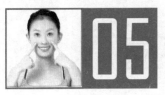

YI XIAN YAN

05 胰腺炎

病症概述

急性胰腺炎表现为突然发作的急剧上腹痛，恶心、呕吐、发烧、血压降低。病情严重时，很快发生休克、腹膜炎，部分病人发生猝死。

病理病因

胆管疾病如胆囊炎、胆石症等等可能诱发胰腺炎。其他因素如病毒性肝炎、腹腔手术、十二指肠溃疡或炎症、腹部外伤也可引起胰腺炎发作。

 对症按摩 | 精确取穴 ▶

健康贴士

积极防治胆管疾病，是预防胰腺炎发生的重要条件。饮食要有规律，避免暴饮暴食及过食甘肥。不能酗酒，饮酒要适量。原有慢性胰腺炎和胆囊炎的人忌动物油、忌油炸食品。

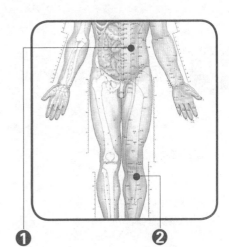

❶ **天枢**
腹中部，平脐中，距脐中2寸处。

❷ **足三里**
外膝眼下3寸，距胫骨前嵴1横指，当胫骨前肌上。

按摩步骤 ▼

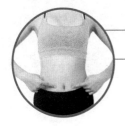

step 1 ←

按摩部位：天枢
按摩手法：拇指点按
按摩时间：2分钟
按摩力度：★★★

→ step 2

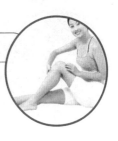

按摩部位：足三里
按摩手法：拇指点按
按摩时间：1分钟
按摩力度：★★★★

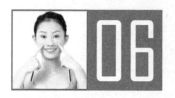

XIONG ZHUI GUAN JIE TENG TONG

胸椎关节疼痛

○ **病症概述**	胸椎关节病发后，患者明显感觉单侧或双侧胸背疼痛，并且有长期的酸胀不适感、咳嗽、打喷嚏等症状。可引起胸闷、胸痛、呼吸气短、深呼吸疼痛、抬臂受限、转身受限等症状。
○ **病理病因**	长期从事体力劳动使胸椎间盘、椎间关节、韧带、关节囊等组织慢性酸痛、退化性病变，弹性降低，关节囊、韧带松弛、小关节失稳等，会导致胸椎关节疼痛。也可能是肋椎关节、肋横突关节错位，压迫、刺激肋间神经或胸肌神经后支，引发相应的临床性状。

 对症按摩 | 精确取穴 ▶▶

健康贴士

　　坚持每天掌揉背部5分钟，一定会有意想不到的效果。采用复位手法时，应提前充分放松背部肌肉，复位时手法宜轻柔、缓慢为宜，避免用力过猛。

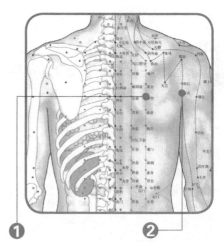

❶ **神堂**
在背部，当第五胸椎棘突下，旁开3寸。

❷ **肩贞**
在肩关节后下方，臂内收时，腋后纹头上1寸。

按摩步骤 ▼

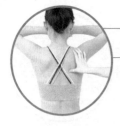

step **1** ←

按摩部位：神堂
按摩手法：点按
按摩时间：3分钟
按摩力度：★ ★ ★

→ step **2**

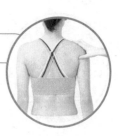

按摩部位：肩贞
按摩手法：点按
按摩时间：3分钟
按摩力度：★ ★ ★

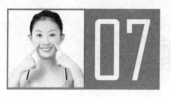

07 WANG QIU ZHOU

网球肘

<table>
<tr>
<td>○
病症概述</td>
<td>初起时偶感肘外侧疼痛，严重时手臂疼痛、无力、无法举高，如果过于严重，可能连牙刷、筷子、汤匙都无法拿好，上厕所时拉链和纽扣也无法自己处理。</td>
</tr>
<tr>
<td>○
病理病因</td>
<td>网球肘又称肋骨外上髁炎，是肘关节外上髁局限性疼痛，并影响到伸缩手腕和前臂旋转功能的慢性酸痛性疾病，又称四十肘。网球肘多因长期劳累，伸腕肌起点反复受到牵拉刺激，引起部分撕裂和慢性炎症或局部的滑膜增厚、滑囊炎等变化。</td>
</tr>
</table>

 对症按摩 | 精确取穴 ▶

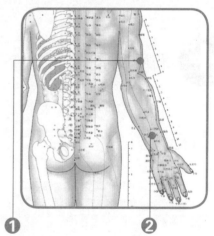

健康贴士

按摩手法强度宜轻柔缓和。
打球之前，先做好手肘、手腕的暖身操，以免运动伤害。发现罹患网球肘症状，应立即减少手肘工作量或运动量。

❶ **手三里**
在前臂背面桡侧，当阳溪与曲池连线上，肘横纹下2寸。

❷ **支沟**
人体的前臂背侧，当阳池穴与肘尖的连线上，腕背横纹上3寸，尺骨与桡骨之间。

按摩步骤 ▼

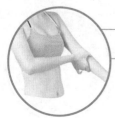

step **1** ←

按摩部位：**手三里**
按摩手法：**捏拿**
按摩时间：**5分钟**
按摩力度：★★

→ step **2**

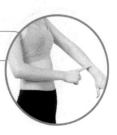

按摩部位：**支沟**
按摩手法：**按揉**
按摩时间：**3分钟**
按摩力度：★★

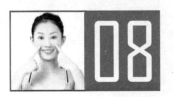

08 腓肠肌疼痛

病症概述

当剧烈运动而受到外力牵拉或过度疲劳的时候，就会产生肌肉损伤，出现肌肉肿胀、疼痛等症状。根据医学的调查指出，老年人最可能发生小腿的疼痛、抽筋、病变等。

病理病因

腓肠肌俗称"小腿肚子"。腓肠肌损伤一般多与外伤、剧烈运动或长时间运动等因素有关，当脚踝关节遭受到极度伸拉的外力牵引时，腓肠肌会受到急遽牵拉或肌肉过度疲劳时肌肉受到损伤。有时候因为劳累、职业病、长期拉扯小腿肌肉，夜晚发生突然性的抽筋，通常都是在这个小腿部位。

 对症按摩 | 精确取穴 ▶▶

健康贴士

急性损伤宜于24小时后进行手术治疗，早期手法应轻柔、缓慢。运动锻炼前应先活动小腿，使肌肉放松。及时补充钙质、维生素C以及蛋白质等营养。

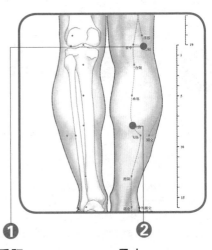

❶ 委阳
在腘窝纹外侧端，当股二头肌腱的内侧。

❷ 承山
小腿后面正中，委中穴与昆仑穴之间，当伸直小腿和足跟上提时，腓肠肌肌腹下出现凹陷处。

按摩步骤 ▼

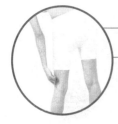 step 1 ←

按摩部位：委阳
按摩手法：按揉
按摩时间：3分钟
按摩力度：★★★

→ step 2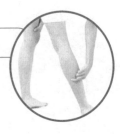

按摩部位：承山
按摩手法：按揉
按摩时间：3分钟
按摩力度：★★★

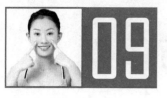

09 CHA QI
岔气

病症概述

由于不正确姿势下扭转胸部躯干，导致某肋椎关节错位，而发生一侧胸部疼痛、胸式呼吸受限的症状。患者胸部疼痛，胸闷不适，呼吸浅促，咳嗽、深呼吸均引起疼痛加重。

病理病因

因为人体主要的呼吸肌是膈肌和肋间肌，所以一旦肋间肌痉挛时，人的胸部两侧便会作痛。主要是由于举重、推车、跳跃、扛抬重物、攀高或搬重物的时候，用力过猛或者用力不当，引起胸壁软组织挫伤、肋间关节错位，从而发生胸闷不适、呼吸气痛。没有运动习惯的人，在冰寒的气候下，活动量过大而流汗，氯化钠含量迅速降低，易导致岔气。

✚ 对症按摩 | 精确取穴 ▶

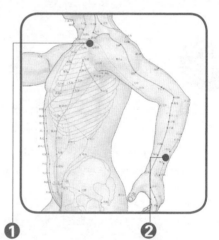

💧 健康贴士

疼痛时除了按摩解压，还可深呼吸，接着憋气不吐气，两手以节奏性出力捶打胸腔疼痛部位，重复几次，可以缓解岔气症状。

❶ 云门
胸前壁外上方，肩胛骨喙突上方，锁骨下窝（胸大肌与三肌之间）凹陷处。

❷ 支沟
人体的前臂背侧，当阳池穴与肘尖的连线上，腕背横纹上3寸，尺骨与桡骨之间。

按摩步骤 ▼

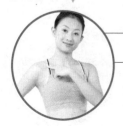

step **1** ⬅

按摩部位：云门
按摩手法：点揉
按摩时间：2分钟
按摩力度：★★

➡ step **2**

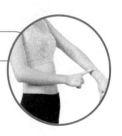

按摩部位：支沟
按摩手法：掐法
按摩时间：2分钟
按摩力度：★★

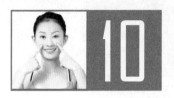
10 腕关节挫伤

病症概述	腕关节扭挫伤是腕关节的周围韧带、关节囊、肌腱等肌肉组织，受到突发性牵拉而损伤。患者腕部关节肿胀、疼痛或酸痛无力，损伤的韧带或肌腱处有压痛，腕关节的活动受到限制。
病理病因	因为跌、扑、闪、挫等突然发生的意外事件，使腕关节过度伸缩、掌屈或内收、外展，从而超过身体机能的最大承受范围，造成关节韧带、筋膜的撕裂和损伤。另外一点，腕关节长期固定某种姿势太久或者是不断重复做同一动作，负荷时间过长，也会造成腕关节某部分的韧带、肌腱损伤。

 对症按摩 | 精确取穴 ▶

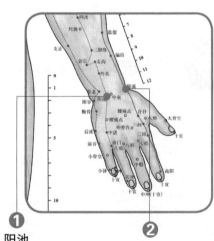

健康贴士

治疗前应排除骨折、脱位及肌腱断裂，以免加重损伤。

早期避免做腕关节的旋转活动。

韧带损伤者，应以小夹板局部固定1～2周，行动需缓慢。

❶ **阳池**
手腕部位，即腕背横纹上，前对中指、无名指指缝。或在腕背横纹中，当指伸肌腱的尺侧缘凹陷处。

❷ **阳溪**
腕背横纹桡侧，拇指向上跷起时，拇短伸肌腱与拇长伸肌腱之间的凹陷中。

按摩步骤 ▼

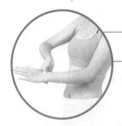

step 1 ←

按摩部位：阳池
按摩手法：按揉
按摩时间：3分钟
按摩力度：★★★

→ step 2

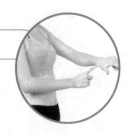

按摩部位：阳溪
按摩手法：按揉
按摩时间：2分钟
按摩力度：★★★

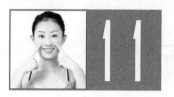

11 XI GUAN JIE SUN SHANG

膝关节损伤

○ **病症概述**
　　内侧副韧带损伤：轻者膝内侧局部疼痛、肿胀、压痛，重者局部肿胀、皮下瘀血、青紫、触痛，以及膝关节功能活动受限。外侧副韧带损伤：膝关节外侧可有肿胀、疼痛、皮下出血和压痛。

○ **病理病因**
　　当膝关节半屈位时，两副韧带会松弛，导致关节稳定性较差，万一不小心突然遭受到强大的内翻或外撞击，就会超过韧带能够承受的最大极限，就很可能会引起膝盖外侧或膝盖内侧的副韧带损伤的情况。一般来说，韧带的损伤可分为三种，第一种是韧带扭伤，第二种是部分撕裂，第三种是完全撕裂。

 对症按摩 ｜ 精确取穴 ▶

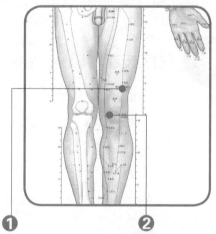

健康贴士

　　韧带完全断裂应及早手术治疗。伤后24小时内不宜按摩治疗。
　　按摩结束后要休息，补充水分。维持良好的营养摄取，才是最好的保健之道。

❶ 梁丘
屈膝，在髂前上棘与髌骨外上缘连线上，髌骨外上缘上3寸。

❷ 膝眼
在髌韧带两侧凹陷处。内侧的称内膝眼，外侧的称外膝眼。

按摩步骤 ▼

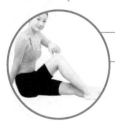

step **1** ←

按摩部位：梁丘
按摩手法：搓法
按摩时间：5分钟
按摩力度：★★

→ step **2**

按摩部位：膝眼
按摩手法：按揉
按摩时间：3分钟
按摩力度：★★

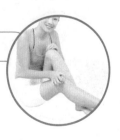

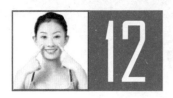

HUAI GUAN JIE NIU SHANG

12 踝关节扭伤

○ 病症概述

　　患者踝关节疼痛、肿胀明显、行走困难。外踝或内踝有明显压痛，局部皮下瘀血、青紫，踝关节被动内翻或外翻并背屈时，疼痛加重。严重者可伴随外踝骨折。

○ 病理病因

　　行走、跑步或下楼，因路面不平或地面有障碍物，足部受力不稳、不慎绊倒或跌倒，致使踝关节突然向内或向外翻转，超过了关节活动的正常生理范围，使外侧或内侧韧带受到强力的牵拉而致损伤。一般以内翻损伤为多见。另外足球、篮球、跑步等，都可能碰撞或跳跃，造成踝关节的扭伤。

 对症按摩 ┃ 精确取穴 ▶

健康贴士

　　急性损伤24小时内或有骨折、脱位、韧带断裂等现象，则不宜按摩治疗。按摩时，对急性损伤者手法要轻柔，对慢性损伤者手法宜重压重。

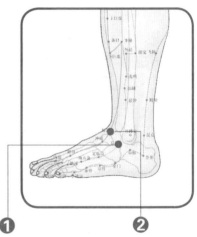

❶　　　　　　　**❷**

丘墟
在足背，外踝前下方，当趾长伸肌腱的外侧，距跟关节间凹陷处。

解溪
足背与小腿交界处的横纹中央凹陷处，当踇长伸肌腱与趾长伸肌腱之间。

按摩步骤 ▼

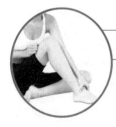

step 1 ←

按摩部位：丘墟
按摩手法：按揉
按摩时间：2分钟
按摩力度：★★★

→ step 2

按摩部位：解溪
按摩手法：按揉
按摩时间：2分钟
按摩力度：★★★

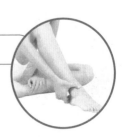

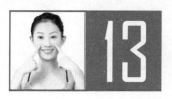

13 闪到腰
SHAN DAO YAO

病症概述

闪到腰后，转身、弯腰拾物，痛苦倍增。腰部的活动受到限制，腰椎活动的幅度逐渐减小，脊椎多向患侧方向倾斜，腰部前屈后伸或是向侧屈时疼痛加重并受到限制。

病理病因

当身体搬抬重物的时候，动作不协调或某一人突然失足或不平衡，此时重物的重量忽然加在其他人身上或跌扑、撞击时造成腰部强力扭转。有时走在路上不小心滑倒、迅速闪避或转身时，使得腰部前屈，下肢伸直，或用力咳嗽、喷嚏时姿势不正确，拉扯到腰部的组织，以上都均可能发生急性腰扭伤。

 对症按摩 | 精确取穴 ▶

健康贴士

闪到腰后，早期应卧硬板床休息，减少腰部活动。早期手法宜轻柔，不宜做大幅度的被动运动。急性疼痛减轻后，应加强腰背肌锻炼。

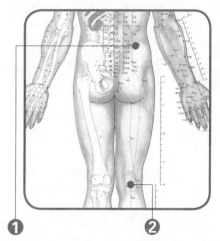

❶ **腰眼**
位于第四腰椎棘突下旁开3.5寸凹陷中。

❷ **委中**
位于腘窝横纹中点。

按摩步骤 ▼

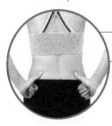

step 1 ←

按摩部位：腰眼
按摩手法：中指点揉
按摩时间：2分钟
按摩力度：★★★

step 2 →

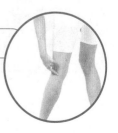

按摩部位：委中
按摩手法：拇指点揉
按摩时间：2分钟
按摩力度：★★★

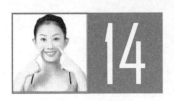

14 落枕 LAO ZHEN

病症概述	落枕或称"失枕"，常见发病经过是入睡前并无任何症状，晨起后却感到项背部明显酸痛，颈部活动受限。这说明病起于睡眠之后，与睡枕及睡眠姿势有密切关系。
病理病因	由于睡眠时头部姿势不当，枕头高低不适，颈肩外感风寒所致。少数患者因颈部突然扭转或肩扛重物，部分肌肉扭伤或发生痉挛。患者颈部一侧或两侧疼痛、僵硬，屈伸受限，疼痛可延伸至头部、上背部及上臂部。患者肌肉轻微肿胀痉挛。触之僵硬，压痛明显，头向患侧倾斜，下颌偏向健侧。

 对症按摩 | 精确取穴 ▶

健康贴士

枕头不可过高或过低，一般女性掌握在8～10厘米，男性10～15厘米。睡觉时盖被不要忘记盖脖子，天气炎热时，不要将颈部长时间对着电风扇吹。

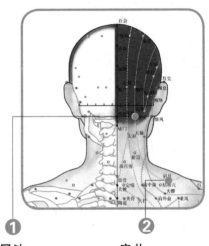

① 风池
后头骨下，两条大筋外缘陷窝中，相当于与耳垂齐平。

② 肩井
前直乳中，大椎与肩峰端连线的中点，即乳头正上方与肩线交接处。

按摩步骤 ▼

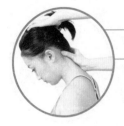

step 1 ⇐

按摩部位：风池
按摩手法：点拿
按摩时间：5分钟
按摩力度：★★★

⇒ step 2

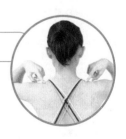

按摩部位：肩井
按摩手法：按拿
按摩时间：5分钟
按摩力度：★★★★

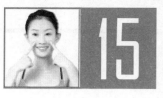

15 ZHI CHUANG

痔疮

病症概述	痔疮是指直肠下端黏膜下和肛管皮肤下静脉扩大和曲张所形成的静脉团。位于肛门周围称外痔，一枚或数枚，质硬而坚，时痒时痛；位于肛门内则称内痔，经常可见到便后出血的症状。
病理病因	肛门部位受冷或受热，便秘、腹泻等疾病以及过量饮酒和多吃辛辣食物等不良习惯，都会刺激肛门和直肠，使痔静脉丛充血而导致痔疮。一些疾病如腹内肿瘤、子宫肿瘤、卵巢肿瘤、前列腺肥大等也会间接引发痔疮。

 对症按摩 | 精确取穴 ▶

健康贴士

保持肛门周围的清洁。最好每天定时排便。不要强忍大便，蹲厕时间不宜过长及过分用力。司机、孕妇和久坐人员可每天做10次提肛动作来预防痔疮。

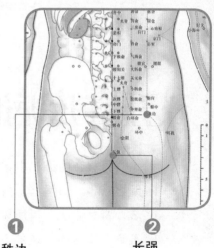

❶

秩边
背正中线旁开3寸，平第四骶后孔。

❷

长强
尾骨端下，当尾骨端与肛门连线的中点处。

按摩步骤 ▼

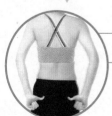

step **1** ←

按摩部位：秩边
按摩手法：指压
按摩时间：2分钟
按摩力度：★ ★ ★

→ step **2**

按摩部位：长强
按摩手法：指压
按摩时间：5分钟
按摩力度：★ ★ ★

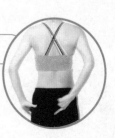

五官疾病的按摩治疗

《黄帝内经》中记载"鼻者，肺之官也；目者，肝之官也；口唇者，脾之官也；舌者，心之官也；耳者，肾之官也"。所以耳、目、鼻、唇、舌就合称为五官。本章中涉及的五官及口腔疾病主要有近视眼、鼻炎、耳鸣、眼睑下垂、牙痛和面瘫等。例如按摩迎香、天突、列缺、神庭可以缓解和治疗鼻炎。

本章看点

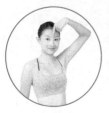
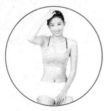
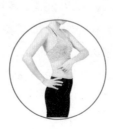
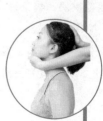

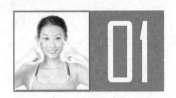

JIN SHI YAN

近视眼

病症概述

患者外眼无异常，远处事物看不清楚，移近后则可看清，中医称之为"能近怯远症"。因为经常眯着眼睛看东西，会使眼外肌、睫状肌过度紧张，容易眼睑沉重，眼球酸胀，眼眶疼痛。继而视物模糊，出现双影，严重的还可出现头昏、头痛、恶心。

病理病因

近视眼具有一定的遗传倾向，高度近视眼的双亲家庭，下一代近视的发病率较高。但是近视眼多是后天形成，尤其是青少年比较多见，因为学习或工作时间过长，光线放射方向不合理，阅读体位不正，或病后目力未恢复和用眼过度，使睫状肌过度疲劳，造成调节功能下降而成近视。

健康贴士

防止用眼过度，近距离工作一次不要超过50分钟为宜，每小时应适当休息10分钟，可以预防近视。

不要在阳光直射下或暗处看书，不要躺着、趴着或走动、乘车时看书。

经常眨眼睛，感到视疲劳时，应闭目半分钟，但不要揉眼睛，这样对预防近视有一定的帮助。

🍵 食疗保健 ▶

枸杞鲫鱼汤：鲫鱼1尾，枸杞10克。将鲫鱼洗净去内脏，和枸杞一起煮汤，吃肉饮汤。用白鱼或其他鱼代鲫鱼也可。

芝麻胡桃奶：黑芝麻、胡桃仁各25克，牛奶250克。芝麻、胡桃仁炒香、捣细，放入牛奶煮沸，1次饮完。

羊肝粥：羊肝1具，葱子30克，大米30克。将羊肝切细丝，大米淘净。先将葱子水煎取汁，加羊肝、大米煮为稀粥。待熟后调入食盐适量服食。

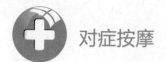 对症按摩

精确取穴

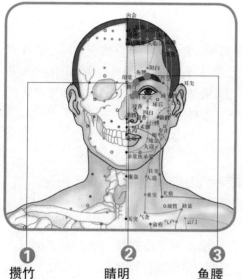

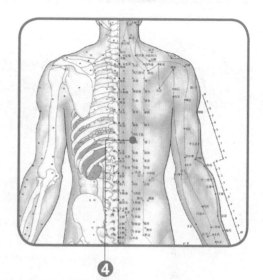

①
攒竹
人体的面部，
眉毛内侧边缘
凹陷处。

②
睛明
位于面部，目
内眦角稍上方
凹陷处。

③
鱼腰
位于额部，瞳孔
直上，眉毛中。

④
肝俞
在背部，第九胸椎棘突
下，旁开1.5寸。

按摩步骤 ▼

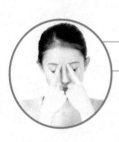

step **1** ←

按摩部位：攒竹
按摩手法：揉法
按摩时间：2分钟
按摩力度：★★

→ step **2**

按摩部位：睛明
按摩手法：揉法
按摩时间：2分钟
按摩力度：★★

step **3** ←

按摩部位：鱼腰
按摩手法：按揉
按摩时间：2分钟
按摩力度：★★

→ step **4**

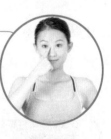
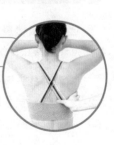

按摩部位：肝俞
按摩手法：按揉
按摩时间：3分钟
按摩力度：★★★

<<<<< 第8章 五官疾病的按摩治疗 **195**

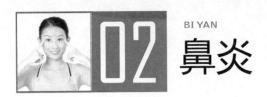

02 鼻炎

BI YAN

| 病症概述 | 慢性鼻炎主要症状为鼻堵塞，轻者为间歇性或交替性，重者为持续性，鼻分泌物增多。急性鼻炎主要症状为鼻堵塞和分泌物增多，早期为清水样涕，后变为黏液脓性鼻涕。过敏性鼻炎主要症状是突然鼻痒、打喷嚏、流清涕、鼻塞，且反复发作。 |

| 病理病因 | 邻近的慢性炎症长期刺激或畸形，致鼻发生通气不畅或引流阻塞，可造成鼻炎。一些慢性疾病如内分泌失调、长期便秘、肾脏病和心血管疾病以及缺乏维生素A或维生素C都可能导致鼻炎。烟酒过度可影响鼻黏膜血管舒缩而发生障碍继而引起鼻炎的症状。鼻腔用药不当或过量过久也会形成药物性鼻炎。 |

健康贴士

养成良好的个人卫生习惯，保持鼻窍清洁湿润，及时清理鼻腔内及痂皮。但最好不要用手挖鼻孔，以免细菌感染。

加强锻炼，增强体质，预防感冒。在鼻炎早期，按摩可起到很好的治疗效果，所以在发现有鼻炎征兆时要及早治疗。

注意保持工作和生活环境里的空气洁净，避免接触灰尘及化学气体特别是有害气体。

🍵 食疗保健 ▸

丝瓜藤煲猪瘦肉：近根部的丝瓜藤3～5克洗净，猪瘦肉60克切块，同放锅内煮汤，至熟加少许盐调味，饮汤吃肉。为1日量，分2次食用。5日为一个疗程，连用1~3个疗程。

黄花菜鱼头汤：胖头鱼鱼头100克，大枣15克、黄花菜15克、白芷8克、苍耳子6克、白术8克，生姜、盐各适量。鱼头洗净，锅内放油，烧热后把鱼头两面稍微煎一下。将鱼头、大枣（去核）、黄花菜等放入砂锅中，加500毫升水，以文火炖煮2小时，再加调料即可。

对症按摩

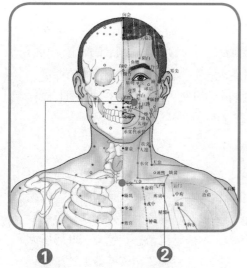

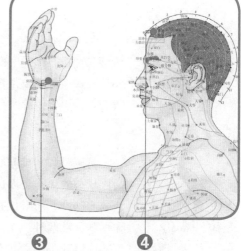

❶ 迎香
人体面部，在鼻翼旁开约一厘米皱纹中即是。

❷ 天突
位于颈部，当前正中线上胸骨上窝中央。

❸ 列缺
桡骨茎突上方，腕横纹上1.5寸，当肱桡肌与拇长展肌腱之间。

❹ 神庭
位于人体的头部，当前发际正中直上0.5寸。

按摩步骤 ▼

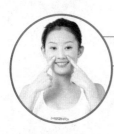

step **1** ←

按摩部位：迎香
按摩手法：指压
按摩时间：2分钟
按摩力度：★★

→ step **2**

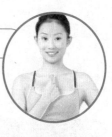

按摩部位：天突
按摩手法：指压
按摩时间：3分钟
按摩力度：★★★

step **3** ←

按摩部位：列缺
按摩手法：掐法
按摩时间：1分钟
按摩力度：★★★

→ step **4**

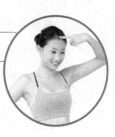

按摩部位：神庭
按摩手法：指压
按摩时间：1分钟
按摩力度：★★

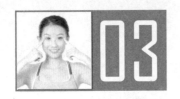

ER MING

耳鸣

病症概述

耳鸣是指耳内听到异常响声，或如雷鸣，或如蝉鸣，夜间更为症状加重。耳鸣只是一种主观感觉，患者总是感觉耳内有嗡嗡声、嗞嗞声等单调或混杂的响声。耳鸣可以短暂存在，也可持续性存在。患者还可伴有头晕、目眩或失聪。

病理病因

耳鸣性质可能是嗡嗡声、铃声、轰鸣声、哨声、嗞嗞声或包括更复杂的声音，而这些声音始终在变。它可以是间断性、持续性或搏动性。通常伴有耳聋。造成耳鸣的原因大致有耳神经受损和耳脉紊乱两种。而中医认为，本病是因暴怒、惊恐、肝胆风火上逆，以致少阳之气不通；或因肾气亏损，精气不能上达于耳；或因震伤；或继发于其他疾病。

健康贴士

暴震声和长时间的噪声接触，均能导致耳鸣产生，工作在高强度噪声环境中的人员要注意噪声防护。

不要长时间在有噪声的环境中使用耳机。

减少咖啡因和酒精的摄入量，减少吸烟，避免使耳鸣症状加重。减少肥甘饮食，以防积滞成痰，加重病情。

患者应注意休息，尽量避免劳累和刺激。

 食疗保健

苦瓜汤：鲜苦瓜1条，水3000毫升。苦瓜处理干净，切块，放入锅里用大火烧开后用小火煮20分钟左右，滤渣后喝汤。

山茱肉粥：山茱萸15克，粳米60克，白糖少许。将山茱萸果肉洗净去核，与粳米一同放入锅内煮成粥，米熟烂后加少许白糖调味即可食用。早晚各1次。

枸杞炖鳖：鳖250克、枸杞30克、熟地黄30克、红枣10枚，盐、味精各适量。将全部用料一齐放入煲内，加开水适量，文火炖2小时，调味即可。

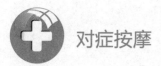

对症按摩

----- 精确取穴

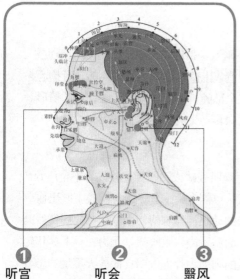

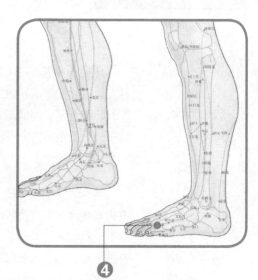

① 听宫
位于面部，耳屏前，下颌骨髁状突的后方，张口时呈凹陷处。

② 听会
耳屏间切迹的前方，下颌骨髁状突的后缘，张口有凹陷处。

③ 翳风
位于耳垂后，乳突前下方凹陷中。

④ 侠溪
在足背外侧，当第四、五趾缝间，趾蹼缘后方赤白肉际处。

----- 按摩步骤 ▼

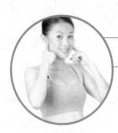

step 1 ←

按摩部位：听宫
按摩手法：拇指按揉
按摩时间：3分钟
按摩力度：★★

step 2 →

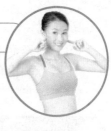

按摩部位：听会
按摩手法：示指按揉
按摩时间：3分钟
按摩力度：★★

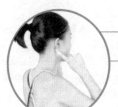

step 3 ←

按摩部位：翳风
按摩手法：示指按揉
按摩时间：3分钟
按摩力度：★★

step 4 →

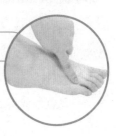

按摩部位：侠溪
按摩手法：掐压
按摩时间：2分钟
按摩力度：★★★

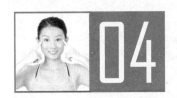

YAN JIAN XIA CHUI

眼睑下垂

病症概述

　　眼睑下垂又称"上睑下垂"。指的是上眼睑的提上眼睑肌发育不良，退化松弛或其他原因造成上睑提举无力，或不能自行抬起，以致睑裂变窄，遮盖部分或全部瞳神，造成眼睛无法睁大的情形。情形较为严重的患者可能眼珠转动失灵，眼球歪斜。

病理病因

　　先天性上睑下垂为提上睑肌残缺或动眼神经核发育不全所致。多为双侧性，常有遗传因素；单侧上睑下垂见于蛛网膜下腔出血、脑炎、脑脓肿、外伤等引起的动眼神经麻痹。中医认为起病突然的眼睑下垂者乃是风邪侵体；起病缓慢，眼睑提举无力，早上症状较轻，晚上和劳累后症状加重的则因为脾虚气弱；而先天不足的患者则是自幼即是单侧或双侧的眼睑下垂，眼睑终日不能抬起。

健康贴士

　　手法不能太重，可以适当放慢速度以免患者出现损伤。
　　注意适当休息，避免过多的体力活动，保护面部免受风寒刺激。
　　重症患者，应密切注意眼部之外的全身其他病症，定期进行神经、内分泌等检查。
　　老年人的眼睑下垂并不是仅仅影响美观的小毛病，而是许多较严重疾病的一个早期的重要表现，其中最常见的是重症肌无力、糖尿病和脑动脉瘤，所以如果发现，应及时检查，查清病因，对因治疗，早治早好。

食疗保健 ▶

　　羊肉炒核桃： 核桃仁30克，羊肉100克。先把羊肉切成片炒至发白，然后下核桃仁，放入调料，一起炒熟后佐餐食用。

　　虾米饭： 虾米100克，火腿50克，粳米250克，精盐、味精适量。先把火腿、虾米、粳米洗净，火腿切成小丁。一同放入锅中加水、盐、味精拌匀后煮成饭食用。

对症按摩

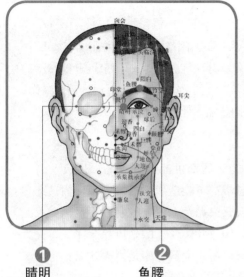

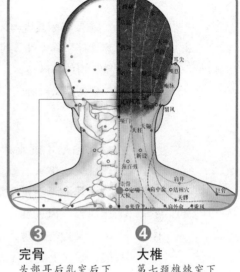

①
睛明
位于面部，目
内眦角稍上方
凹陷处。

②
鱼腰
位于额部，瞳孔
直上，眉毛中。

③
完骨
头部耳后乳突后下
方凹陷处。

④
大椎
第七颈椎棘突下
凹陷中。

按摩步骤 ▼

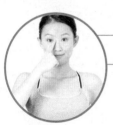

step **1** ←

按摩部位：睛明
按摩手法：按揉
按摩时间：2分钟
按摩力度：★ ★

→ step **2**

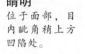

按摩部位：鱼腰
按摩手法：按揉
按摩时间：2分钟
按摩力度：★ ★

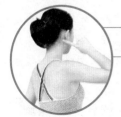

step **3** ←

按摩部位：完骨
按摩手法：按揉
按摩时间：1分钟
按摩力度：★ ★

→ step **4**

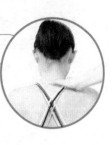

按摩部位：大椎
按摩手法：擦法
按摩时间：3分钟
按摩力度：★ ★ ★

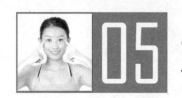
05 牙痛

病症概述

主要临床表现为牙齿疼痛、咀嚼困难、遇冷热酸甜疼痛加重。风热牙痛呈阵发性，遇风发作，牙龈红肿；胃火牙痛牙龈红肿较为严重，可能出脓渗血，口气臭，大便秘结；虚火牙痛时牙齿隐隐作痛，牙龈略微红肿，久则龈肉萎缩，牙齿浮动。

病理病因

无论是牙齿或者牙周的疾病都可能导致牙痛。风火、胃火、肝火、虚火、龋齿或过敏都可能造成牙痛。中医认为，牙痛为风热邪毒滞留脉络，或肾火循经上侵，或肾阴不足，虚火上扰而致。风火邪毒侵犯，伤及牙体及牙龈是风热牙痛；胃火上蒸，又爱吃辛辣，引动胃火循经上蒸牙床是胃火牙痛；肾阴亏损，虚火上炎，牙失荣养是虚火牙痛。

健康贴士

注意口腔卫生，坚持每天早晚各刷牙1次。常用淡盐水漱口，食后必漱口，漱口水要反复在口中鼓动，以减少病菌滋生。

南瓜、西瓜、荸荠、芹菜、萝卜等属于清胃火及清肝火的食物，可以多吃。还可以多食用橄榄、无花果、草莓、百合、石榴、冬瓜、空心菜、金银花、西洋参等。不要食用爆米花、炒花生、荔枝、羊肉、鹅肉、白酒等。

保持大便通畅，否则粪毒上攻也会导致牙痛。

食疗保健 ▸

雪梨豌豆炒百合：雪梨、豌豆（豌豆荚）200克、南瓜150克、柠檬半颗、油50克、百合1个，盐、味精各5克，太白粉少许。雪梨削皮切件，豌豆、鲜百合掰开洗净，南瓜切薄片，柠檬挤汁。雪梨、豌豆、百合、南瓜过沸水后捞出，锅中油烧热，放入材料、调料炒1～2秒钟。用淀粉勾芡出锅即可。

补骨脂红枣粥：补骨脂20克、红枣6枚、糯米100克。补骨脂用水煎15分钟。糯米中加入药汁、红枣，煮成粥即可食用。趁热分2次服用。

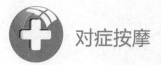
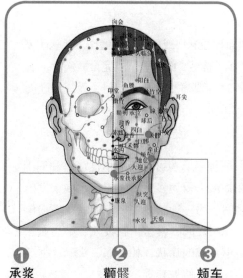

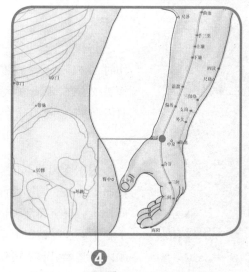

① **承浆**
位于人体的面部，当颏唇沟的正中凹陷处。

② **颧髎**
面部，当目外眦直下，颧骨下缘凹陷处。

③ **颊车**
头部侧面下颌骨边角上，向鼻子斜方向约1厘米处的凹陷中。

④ **阳溪**
拇指上跷时，在腕背横纹桡侧两筋之间凹陷处。

按摩步骤 ▼

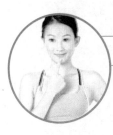

step **1** ←

按摩部位：承浆
按摩手法：指压
按摩时间：2分钟
按摩力度：★★

→ step **2**

按摩部位：颧髎
按摩手法：指压
按摩时间：2分钟
按摩力度：★★

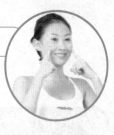

step **3** ←

按摩部位：颊车
按摩手法：一指禅推法
按摩时间：2分钟
按摩力度：★★

→ step **4**

按摩部位：阳溪
按摩手法：掐法
按摩时间：1分钟
按摩力度：★★★

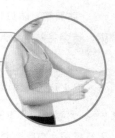

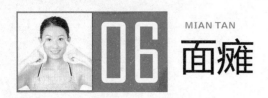

MIAN TAN
面瘫

○ **病症概述**	俗称"歪嘴巴"，又叫面神经麻痹或面部神经瘫痪。疾病刚发作时，在耳下、耳后部等处有疼痛感。面部表情肌完全瘫痪者，前额皱纹消失、眼裂扩大，病侧不能皱额、蹙眉、闭目、鼓气。进食时齿颊间隙内会残留食物，淌口水。
○ **病理病因**	根据受损的部位不同，面神经麻痹可分为中枢性面瘫和周围性面瘫两种。周围性面瘫在临床上较为多见，病损位于脑干发出面神经后直至面部表情肌之间。另一种就是中枢性面瘫，病损位于脑干面神经核以上至大脑皮层之间，常常由脑梗死、脑出血、颅内肿瘤等引起。可伴有中枢系统的症状，如头痛、头晕、呕吐、意识丧失、偏瘫、失语、大小便失禁等。

健康贴士

避免空调、电扇直吹身体。要以乐观平和的精神状态面对工作和生活，减轻心理压力，避免过度劳累。这样才可以预防面瘫。由于面神经疾病患者主要是面神经传导障碍而导致肌肉萎缩，补钙很重要，排骨、深绿色蔬菜、蛋黄、海带、芝麻、水果、胡萝卜、西瓜、奶制品等都富含钙质。维生素B能够帮助神经传导物质的合成，所以应该适当进补。B族维生素富含于下列食品中：香菜、西红柿、冬瓜、黄瓜、木瓜、苹果、菠萝、梨、桃、西瓜、杏、柿子、葡萄。

🍵 食疗保健 ▶

防风粥：防风10～15克，葱白适量，粳米30～60克，前两味水煎取汁，去渣，粳米煮粥，待粥将熟时加入药汁，煮成稀粥，温服。

川芎白芷水炖鱼头：川芎3～9克，白芷3～9克，鳙鱼头500克，葱、胡椒、姜、盐适量。武火烧沸，再以小火炖半小时，分早、晚食鱼喝汤。

大枣粥：大枣30克，粳米100克，冰糖适量，煮至熟烂成粥，本方功能补气养血，适用于气虚弱之口眼歪斜，气短乏力者。

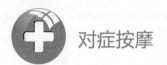

对症按摩 ------------------------------------- 精确取穴

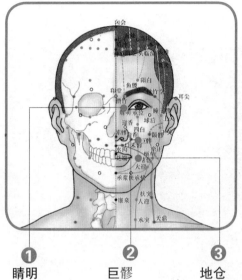

① 睛明
位于面部，目
内眦角稍上方
凹陷处。

② 巨髎
目正视，位于瞳
孔直下、平鼻翼
下缘处。

③ 地仓
人体的面部，口
角外侧，上直对
瞳孔处。

④ 天柱
斜方肌外援的后发
际凹陷处。

------------------------------------- 按摩步骤 ▼

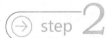

step 1 ←

按摩部位：睛明
按摩手法：指压
按摩时间：2分钟
按摩力度：★★

→ step 2

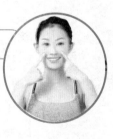

按摩部位：巨髎
按摩手法：指压
按摩时间：2分钟
按摩力度：★★

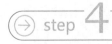

step 3 ←

按摩部位：地仓
按摩手法：指压
按摩时间：3分钟
按摩力度：★★

→ step 4

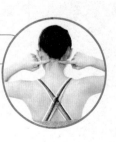

按摩部位：天柱
按摩手法：按揉
按摩时间：5分钟
按摩力度：★★★

第 9 章

妇科、男科的按摩治疗

女性生殖系统所患的疾病叫妇科疾病，常见的有子宫肌瘤、阴道炎、宫颈炎、乳腺疾病、不孕症、月经不调等等。男性生殖泌尿系统的疾病叫男科疾病，主要有前列腺炎、前列腺增生、阳痿、早泄、遗精、膀胱炎、肾囊肿等。不管是"她"还是"他"，遇到这些难言之隐，都可以自己按摩穴位来进行治疗。

本章看点

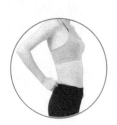
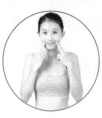
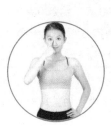
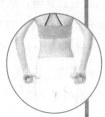

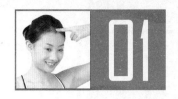

DAI XIA BING

带下病

○
病症概述

白带是指妇女阴道内白色或淡黄色分泌物。在青春期、月经期、妊娠期时，白带可能增多，这些都属正常现象。如果白带比平时增多，颜色异常，有特别的腥臭味，并且伴有阴部瘙痒的症状，则是带下。带下病是指女子带下量明显增多，颜色、气味异常，或腰酸怕冷，小便清长，或腹痛便干等症状，临床上以白带、清带、黄带比较常见。

○
病理病因

中医认为白带是因为脾寒气虚，肝气郁结，湿热下注而导致。白带分为多种类型。黄白色泡沫状白带，有酸臭味大多外阴瘙痒或刺痛，多由于滴虫感染，可由接触传染；乳白色凝块状白带，有时外阴剧痒或刺痛，白带多是霉菌性阴道炎，多由于白色念珠状菌（霉菌）感染，也可由接触传染。黏稠、黄脓样分泌物，有时有赤带属于慢性宫颈炎；常带血性，外阴部及阴道灼热不适，带多属于老年性阴道炎，是由绝经后引导萎缩，抵抗力减弱受感染而引起。

健康贴士

忌食生冷食物以及刺激性食物，如辣椒、茴香、洋葱、大蒜、白酒等。但可以食用乌骨鸡、麻雀肉、鳖、猪肚、芡实、肉苁蓉、枸杞、白果、绿豆、冬瓜等温热性滋补强壮食物。

保持外阴干燥清洁，勤换洗内裤，经期尤其要注意阴部卫生。

保持乐观情绪。

🍵 食疗保健 ▶

车前草炖猪肚：车前草30克，猪肚30克，盐适量。将猪肚切成小块，车前草洗净。将车前草、猪肚与水一起放入锅中，加入盐，用小火炖半小时即可食用。

白果黄豆鲫鱼汤：鲫鱼1条（约250克），白果12克，黄豆30克。白果去壳，洗净；黄豆洗净用清水浸1小时，鲫鱼宰杀后处理干净。把全部用料放入锅内，加适量清水，大火煮沸后，改小火煲2小时，调味即可。

莲子炖乌鸡：莲子50克，乌鸡肉200克，仙茅10克。将莲子仙茅乌鸡肉洗净，乌鸡肉切小块。把全部材料一起放入锅内，加盖炖3小时，调味即可。

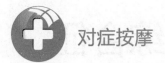
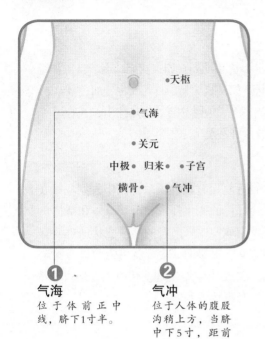

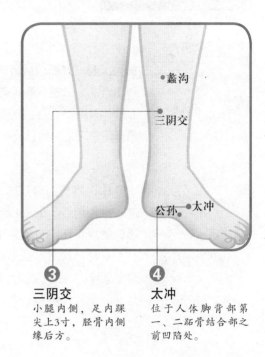

①

气海
位于体前正中
线，脐下1寸半。

②

气冲
位于人体的腹股
沟稍上方，当脐
中下5寸，距前
正中线2寸。

③

三阴交
小腿内侧，足内踝
尖上3寸，胫骨内侧
缘后方。

④

太冲
位于人体脚背部第
一、二跖骨结合部之
前凹陷处。

.... 按摩步骤 ▼

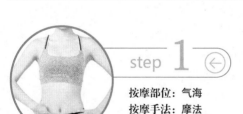

step 1 ←

按摩部位：气海
按摩手法：摩法
按摩时间：3分钟
按摩力度：★ ★

→ step 2

按摩部位：气冲
按摩手法：摩法
按摩时间：4分钟
按摩力度：★ ★

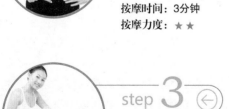

step 3 ←

按摩部位：三阴交
按摩手法：按揉
按摩时间：2分钟
按摩力度：★ ★ ★ ★

→ step 4

按摩部位：太冲
按摩手法：按揉
按摩时间：2分钟
按摩力度：★ ★ ★

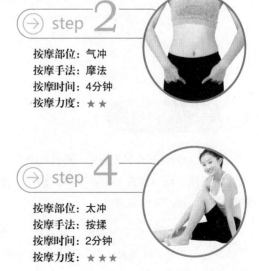

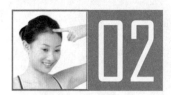

妇女更年期综合征

病症概述

又称"经断前后诸证"。更年期妇女卵巢功能减退，自主神经功能紊乱，出现一系列症状，如目眩耳鸣、月经变化、面色潮红、心悸、失眠、乏力、抑郁、多虑、烦躁易怒、烘热汗出、五心烦热、倦怠乏力、面目及下肢浮肿甚至情志失常等。

病理病因

中医将其病因归结为肾气衰退、任冲俱亏，阴阳失调。妇女进入更年期后，家庭和社会环境的变化都可加重其身体和精神负担，使更年期综合征易于发生或使原来已有的某些症状加重。有些本身精神状态不稳定的妇女，更年期综合征就更为明显，甚至喜怒无常。更年期综合征虽然是由于性生理变化所致，但发病率高低与个人经历和心理负担有直接关系。

健康贴士

安定情绪，避免暴怒忧郁等不良情绪。

注意经期卫生，保持外阴清洁。

忌食生冷辛辣等刺激性食物，如胡椒、辣椒、芥末、葱蒜等。

适当参加体育锻炼，调整作息，不要过度劳累。

 食疗保健

韭菜炒鸡肉：韭菜300克、鸡肉100克、猪肾60克、虾米20克、盐适量。将韭菜用清水洗净，切成小段；鸡肉、猪肾洗净，切片；虾米也洗净。在锅中放油，放入以上材料一起炒熟，调味即可。可佐餐用。

药材猪肝汤：丝瓜络30克，合欢花、山楂各15克，佛手、菊花、橘皮各8克，猪肝、料酒适量。将猪肝洗净切片，各种药加沸水浸泡1小时后去渣取汁。碗中放入肝片，加药汁和食盐、味精、料酒，蒸熟。将猪肝取出，放少许麻油调味服食，饮汤。

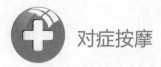
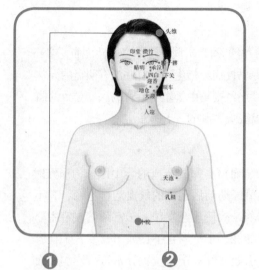

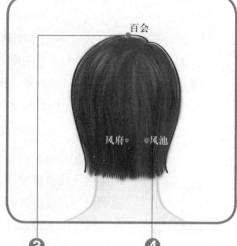

①

头维
头侧部，当额角发际上0.5寸，头正中线旁4.5寸处即是。

②

中脘
在上腹部，前正中线上，当脐中上4寸。

③

百会
位于头部，当前发际正中直上5寸，或两耳尖连线中点处。

④

风池
位于后颈部，后头骨下，两条大筋外缘陷窝中，相当于与耳垂齐平。

┈┈┈┈┈┈┈┈┈┈┈┈┈┈┈┈┈┈┈┈┈┈┈┈┈┈┈┈┈ 按摩步骤 ▼

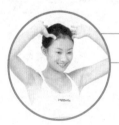

step **1** ←

按摩部位：头维
按摩手法：点按
按摩时间：3分钟
按摩力度：★ ★ ★ ★

→ step **2**

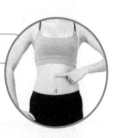

按摩部位：中脘
按摩手法：按揉
按摩时间：1分钟
按摩力度：★ ★ ★

step **3** ←

按摩部位：百会
按摩手法：点按
按摩时间：3分钟
按摩力度：★ ★ ★ ★

→ step **4**

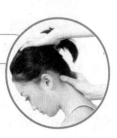

按摩部位：风池
按摩手法：点按
按摩时间：3分钟
按摩力度：★ ★ ★ ★

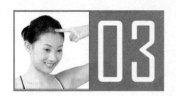

TONG JING

03 痛经

病症概述

痛经是指经期前后或行经期间，出现下腹部痉挛性疼痛，恶心呕吐，全身不适的现象。原发性痛经指生殖器官并没有明显的异常而出现痛经的现象。继发性痛经则是由于生殖器官的病变导致的痛经，如子宫内膜异位症、盆腔炎、肿瘤等。

病理病因

痛经经常是由于气滞、血瘀、寒凝造成的。中医认为痛经时邪气内伏或精血素亏，更值经期前后胞宫的气血运行不畅，"不通则痛"，或胞宫失于濡养，故使痛经发作。子宫颈管狭窄主要是月经外流受阻也可引起痛经；子宫发育不良或子宫发育不佳容易造成子宫缺血、低氧而引起痛经；子宫位置异常也可影响经血通畅而导致痛经。

健康贴士

先用逆时针摩法按摩小腹，再进行穴位按摩，治疗效果更好。

避免一切生冷及不易消化和刺激性食物，如辣椒、生葱、生蒜、胡椒、烈性酒、咖啡、茶、可乐、巧克力等。

经期避免感受风寒，忌冒雨涉水。

注意调节情志，消除恐惧焦虑等情绪。

月经期间避免进行剧烈运动和过重的体力劳动。

食疗保健 ▶

田七佛手炖鸡：鸡肉150克、田七15克、佛手10克、红枣5颗。选鲜嫩鸡肉，洗净，切块；田七、佛手洗净；红枣去核，洗净备用。把全部用料放入炖锅中，加适量开水，加盖隔水用小火煲3小时，调味即可食用。

肉桂甜粥：肉桂3克，粳米100克，红糖适量。将肉桂用清水洗净，放到一边备用；粳米也用清水淘洗干净。在粳米中加适量水，煮沸后再加入肉桂及红糖，一同煮为粥，即可食用 。

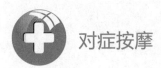

对症按摩

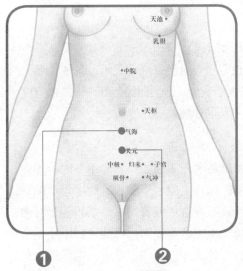

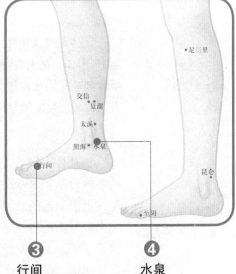

❶ 气海
位于下腹部，前正中线上，当脐中下1.5寸。

❷ 关元
位于下腹部，前正中线上，当脐中下3寸。

❸ 行间
脚大踇趾、二趾合缝后方赤白肉分界处凹陷中。

❹ 水泉
位于太溪穴直下1寸凹陷处。

按摩步骤 ▼

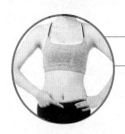

step 1 ←
按摩部位：气海
按摩手法：摩法
按摩时间：2分钟
按摩力度：★★★

step 2 →
按摩部位：关元
按摩手法：摩法
按摩时间：2分钟
按摩力度：★★★

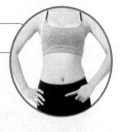

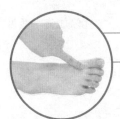

step 3 ←
按摩部位：行间
按摩手法：指压
按摩时间：2分钟
按摩力度：★★★

step 4 →
按摩部位：水泉
按摩手法：指压
按摩时间：2分钟
按摩力度：★★★

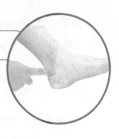

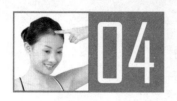

BI JING
04 闭经

病症概述

　　闭经是指女子年满18岁，而月经尚未初潮，或已来月经又中断达3个月以上的月经病。气血亏虚者月经来潮后关闭，头晕耳鸣，腰膝酸软；阴虚内热使月经逐渐变少，最后闭经，五心烦热，潮热盗汗；气滞血瘀闭经还会伴有胸胁小腹胀痛。

病理病因

　　消耗性疾病，如重度肺结核、严重贫血、营养不良等，体内一些内分泌系统紊乱的影响，如肾上腺、甲关腺、胰腺等功能紊乱，可能引起闭经。生殖器官不健全或发育不良、结核性子宫内膜炎以及脑垂体或下丘脑功能不正常等原因都可能导致闭经。子宫颈、阴道、处女膜、阴唇等处先天性闭锁，或后天损伤造成粘连性闭锁，导致假性闭经。

健康贴士

适当锻炼身体，合理安排工作生活，避免劳累及精神紧张，保持情绪稳定。
注意免受风寒，忌食生冷刺激性食物。
注意月经期、产褥期的卫生保健，避免闭经。
平时注意饮食平衡，营养不良者，应改善饮食，加强营养。

 食疗保健

　　桃仁牛血汤：桃仁10克，鲜牛血200克，食盐少许。将牛血切块，与桃仁加清水适量煲汤，食用时加食盐少许调味。

　　木耳核桃糖：黑木耳120克，胡桃仁120克，红糖200克，黄酒适量。将木耳、胡桃碾末，加入红糖拌和均匀，用瓷罐装封。每次服30克，每日2次。

　　红糖姜汤：老姜5克，水1000毫升，红糖15克。老姜磨成泥备用，把红糖放入沸水中搅拌，完全溶解后放入姜泥搅拌均匀，水再开时即可食用，趁热饮用。

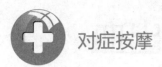

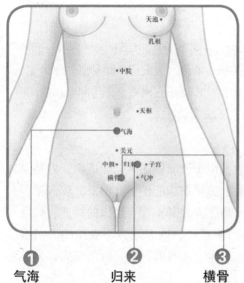

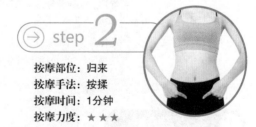

① 气海
位于下腹部，前中线上，当脐中下1.5寸。

② 归来
下腹部，当脐中下4寸，距前正中线2寸处。

③ 横骨
下腹部，当脐中下5寸，前正中线旁开0.5寸。

④ 太冲
位于人体脚背部第一、二跖骨结合部之前凹陷处。

--------------------------------- 按摩步骤 ▼

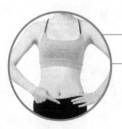

step 1 ←
按摩部位：气海
按摩手法：摩法
按摩时间：2分钟
按摩力度：★★★

→ step 2
按摩部位：归来
按摩手法：按揉
按摩时间：1分钟
按摩力度：★★★

step 3 ←
按摩部位：横骨
按摩手法：按揉
按摩时间：1分钟
按摩力度：★★★

→ step 4
按摩部位：太冲
按摩手法：指压
按摩时间：1分钟
按摩力度：★★★

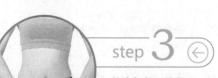

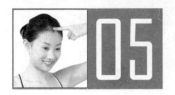
功能性子宫出血

病症概述

功能性子宫出血，简称功血。表现为月经量增多，经期延长或不规则阴道出血。还会出现头晕、心悸、失眠或急躁易怒。分为无排卵型功能性子宫出血和排卵型功能性子宫出血。无排卵型功能性子宫出血在中医范畴被称为"崩漏"。

病理病因

青春期功能性子宫出血是由于性腺轴还未完全成熟，容易受营养、精神因素等情况影响。更年期功能性子宫出血比较多见，器质性病变的可能性很大。月经失去其正常有规律的周期，代之以不同频率的经量过多，经期延长，或表现为不规律的子宫出血，时流时止，血量也时多时少。无排卵供血一般无疼痛，失血过多时常伴有贫血。

健康贴士

饮食忌用滋腻、温热动火之物，应多食绿叶菜和有止血作用的食物。可多餐具有滋补阴血作用的食物，如山羊肉、乌鸡、桂圆、红枣、枸杞子等。

青春期少女随着身体发育的需要，能量消耗很大，需要增加营养以满足身体发育的需要。

注意休息，出血量多的时候，可以采取头低足高位。

在按摩穴位时，分别用摩法和擦法，按摩腹部和腰骶部，治疗效果更好。

 食疗保健

红糖木耳：木耳120克(用水泡发)，红糖60克。先将木耳煮熟，加入红糖拌匀。1次服完。连服7天为1疗程。

玉米须猪肉汤：玉米须30克，猪肉250克。将玉米须和猪肉同煮，待肉熟后食肉喝汤。每日1剂。

乌梅红糖汤：乌梅15克，红糖30克。将乌梅、红糖一起放入煲内加水1碗半，煎剩至大半碗，去渣温服。

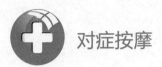
对症按摩

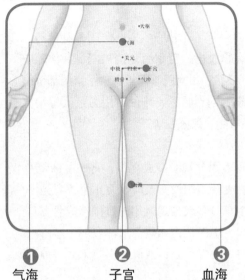

①

气海
位于下腹部，前
正中线上，当脐
中下1.5寸。

②

子宫
在下腹部，当脐
中下4寸，中极
旁开3寸。

③

血海
在大腿内侧，髌
底内侧端上2寸，
股四头肌内侧头
的隆起处即是。

④

隐白
脚踇趾边缘凸骨结束的
地方。

按摩步骤 ▼

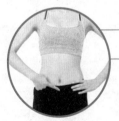

step **1** ←
按摩部位：气海
按摩手法：按揉
按摩时间：2分钟
按摩力度：★★★

→ step **2**
按摩部位：子宫
按摩手法：按揉
按摩时间：3分钟
按摩力度：★★★

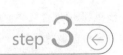

step **3** ←
按摩部位：血海
按摩手法：按揉
按摩时间：2分钟
按摩力度：★★★

→ step **4**
按摩部位：隐白
按摩手法：掐法
按摩时间：2分钟
按摩力度：★★★

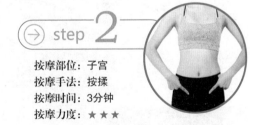

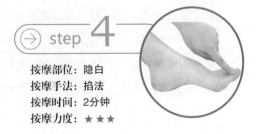

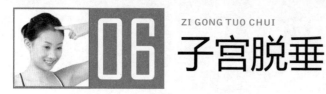

ZI GONG TUO CHUI
子宫脱垂

病症概述	子宫脱垂在中医属于"落袋""阴挺""阴脱"等病症范畴。患者常感觉会阴处坠胀，有物脱出，劳累后病情加剧。并伴随腰酸、大便困难、小便失禁等症状。子宫脱垂严重者，子宫局部可能有感染或糜烂。在过度劳累、剧烈咳嗽、排便时用力过大等情况下，常可引起反复发作，还可能导致尿失禁。
病理病因	现代医学认为子宫脱垂多因分娩时造成宫颈、宫颈主韧带及子宫韧带损伤，或因分娩后支持组织没有及时恢复正常，导致子宫沿阴道向下移位，或因生育过多或分娩时用力过度造成骨盆筋膜和各组肌肉纤维受损引起。中医认为该病是形体羸弱，孕育过多，耗损肾气；或脾胃虚弱，中气下陷；或肝经湿热下注等原因造成。

健康贴士

产后一段时间内不宜参加重体力劳动，应多卧床，防止子宫后倾。

分娩后1个月内避免进行腹压的劳动。哺乳时间不宜过长。

要彻底积极地治疗习惯性便秘等慢性病。

防治风寒，忌食辛辣燥烈食物，注意小腹保暖，不可过度行房。多吃蔬菜水果、芝麻、核桃等纤维丰富的食物，保持大便畅通。

坚持做骨盆肌肉锻炼。

🍵 食疗保健 ▶

芡实淮山药粥：芡实粉、淮山药粉各20克，核桃粉30克，红枣10枚(去核)，粳米100克，将准备好的材料一同放入锅内煮粥，快熟时加适量白糖调味服用。

首乌山萸肉乌鸡汤：何首乌30克，山萸肉25克，乌鸡1只。先将乌鸡处理干净，再将何首乌、山萸肉一同装入鸡腹内，加水适量煮到肉烂，喝汤吃肉。

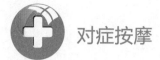

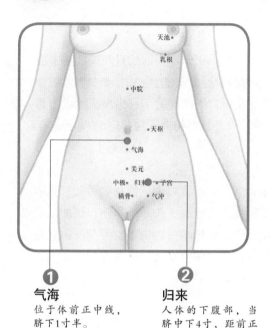

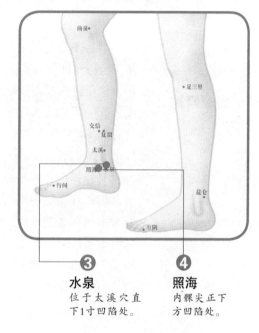

①

气海
位于体前正中线，
脐下1寸半。

②

归来
人体的下腹部，当
脐中下4寸，距前正
中线2寸。

③

水泉
位于太溪穴直
下1寸凹陷处。

④

照海
内踝尖正下
方凹陷处。

按摩步骤 ▼

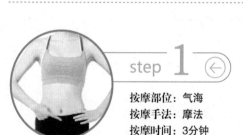

step 1 ←

按摩部位：气海
按摩手法：摩法
按摩时间：3分钟
按摩力度：★ ★ ★

→ step 2

按摩部位：归来
按摩手法：按揉
按摩时间：2分钟
按摩力度：★ ★ ★

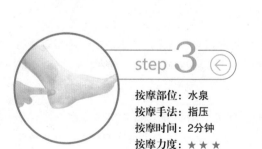

step 3 ←

按摩部位：水泉
按摩手法：指压
按摩时间：2分钟
按摩力度：★ ★ ★

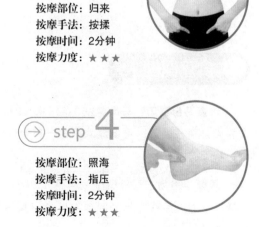

→ step 4

按摩部位：照海
按摩手法：指压
按摩时间：2分钟
按摩力度：★ ★ ★

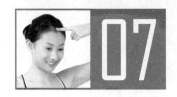

YUE JING BU TIAO

月经不调

病症概述

月经不调是指由于卵巢功能不正常所引起的月经周期超前或落后，行经日期的紊乱，或者经量过多或过少。由于卵巢激素的作用，使子宫内膜起周期性变化后，周期性的子宫出血，就成为月经。第一次月经称初潮，现代女性月经初潮平均在12.5岁，绝经年龄通常在45～55岁之间。

病理病因

月经提前，经量较多，颜色鲜红，口干，便秘，舌质红是因为血热；月经提前，经量较少，颜色淡，头晕，耳鸣，腰酸，是因为虚热；经期延后，经量少，颜色暗淡，怕冷，舌苔发白，是因为虚寒；经期提前，经量较多，颜色暗淡，面色苍白，无力，是因为气虚；经期提前或延后，颜色暗淡，头晕，体虚，舌苔白，是因为脾虚。

健康贴士

保持精神愉快，避免精神刺激和情绪波动。

注意卫生，预防感染，注意外生殖器的卫生清洁。

经血量多者忌食红糖。月经前绝对不能性交，还要注意保暖。

内裤宜选柔软、棉质、通风透气性能良好的，要勤洗勤换，换洗的内裤要放在阳光下晒干。

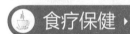 食疗保健 ▶

鸡蛋马齿苋汤：马齿苋250克，鸡蛋2颗，盐适量。将马齿苋用清水洗净，鸡蛋煮熟后去掉壳，将马齿苋、鸡蛋放入锅内一起煮5分钟放入盐调味即可食用。每日1剂，分2次服用，吃蛋喝汤。

豆豉羊肉汤：豆豉50克、羊肉100克、生姜15克，盐适量。将羊肉用清水洗净，切成块。豆豉、羊肉、生姜同放入砂锅中煮至熟烂，加盐调味即可。每次月经前1周开始服用，连服1周。

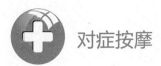
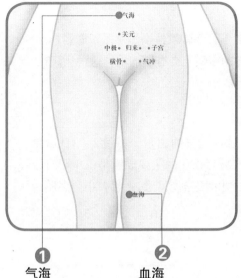

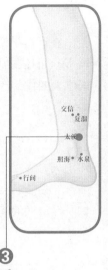

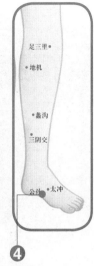

①

气海

位于体前正中线，脐下1寸半。

②

血海

屈膝，在大腿内侧，髌底内侧端上2寸，股四头肌内侧头的隆起处。

③

太溪

足内侧，内踝后方与脚跟骨筋腱之间的凹陷处。

④

公孙

足内侧第一跖骨基底部前下缘，第一跖关节后1寸处。

············· 按摩步骤 ▼

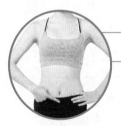

step **1** ←

按摩部位：气海
按摩手法：摩法
按摩时间：3分钟
按摩力度：★ ★ ★

→ step **2**

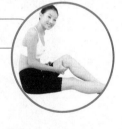

按摩部位：血海
按摩手法：摩法
按摩时间：2分钟
按摩力度：★ ★ ★

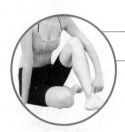

step **3** ←

按摩部位：太溪
按摩手法：指压
按摩时间：3分钟
按摩力度：★ ★ ★

→ step **4**

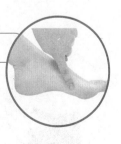

按摩部位：公孙
按摩手法：指压
按摩时间：3分钟
按摩力度：★ ★ ★

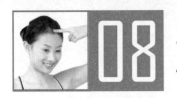

08 产后宫缩痛

病症概述

在产褥早期因宫缩引起下腹部阵发性剧烈疼痛,恶露排出增多,而且在哺乳时小腹部的疼痛还会有所加重,这种病症在医学上叫作"产后宫缩痛"。

病理病因

产后宫缩痛一般在产后1~2日内出现,持续2~3日后自然消失,多见于经产妇。产后宫缩痛的主要原因是由于子宫收缩。产后子宫要通过收缩,才能逐渐恢复到正常大小。多胎产妇及经产妇的痛感更强烈。

对症按摩 | 精确取穴 ▶

健康贴士

轻揉子宫,以促进宫腔内残余物质排出;用热水袋热敷小腹部,每次敷半个小时;按摩小腹,使子宫肌肉暂时放松,都可以缓解疼痛。

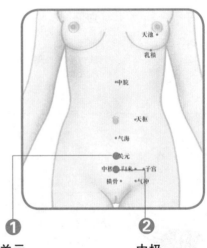

天池
乳根
中脘
天枢
气海
关元
中极 归来 子宫
横骨 气冲

❶ 关元
位于下腹部,前正中线上,当脐中下3寸。

❷ 中极
下腹部,前正中线上,当脐中下4寸。

按摩步骤 ▼

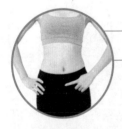

step 1 ←

按摩部位:关元
按摩手法:按揉
按摩时间:2分钟
按摩力度:★★★

→ step 2

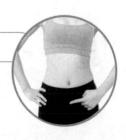

按摩部位:中极
按摩手法:按揉
按摩时间:2分钟
按摩力度:★★★

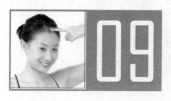

CHAN HOU YAO TUI TONG

09 产后腰腿痛

病症概述

产妇分娩之后，发生与产褥有关的腰腿疼痛，称为产后腰腿痛。多以腰、臀和腰骶部疼痛为主，部分患者伴有一侧腿痛。疼痛部位多在下肢内侧或外侧，可伴有双下肢沉重、酸软等症。

病理病因

产后休息不当，过早的持久站立和端坐，致使松弛了的骶髂韧带不能恢复，造成劳损。分娩过程中引起骨盆各种韧带损伤，加上产后过早劳动和负重，增加了骶髂关节的损伤机会，引起关节囊周围组织粘连，防碍了骶髂关节的正常运动。

 对症按摩 | 精确取穴 ▶

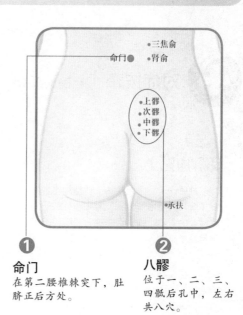

● 三焦俞
命门 ● ● 肾俞

● 上髎
● 次髎
● 中髎
● 下髎

● 承扶

① 命门
在第二腰椎棘突下，肚脐正后方处。

② 八髎
位于一、二、三、四骶后孔中，左右共八穴。

健康贴士

产后要注意休息，不可过度劳累，不要过早持久站立和端坐，更不要负重。产后要避风寒、慎起居，每天坚持做产后操。

按摩步骤 ▼

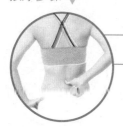

step 1 ←

按摩部位：命门
按摩手法：按揉
按摩时间：5分钟
按摩力度：★★★

→ step 2

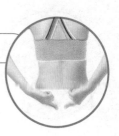

按摩部位：八髎
按摩手法：擦揉
按摩时间：5分钟
按摩力度：★★★

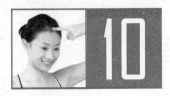

妊娠呕吐

病症概述

妊娠呕吐是妊娠早期最常见的症候。是指受孕后2～3个月之间，反复出现的以恶心、呕吐、头晕厌食或食入即吐为主要症状的孕期病症。

病理病因

孕妇阴血用以养胎，肝血不足，肝失所养，肝气偏旺，可能导致呕吐。或因恼怒伤肝，犯胃呕吐。孕妇恶心、呕吐现象的产生，主要是由于增多的雌激素对胃肠内平滑肌的刺激作用所致。家庭、社会环境因素的刺激及孕妇个人性格及情绪因素对妊娠呕吐都有影响。

 对症按摩 | 精确取穴 ▶

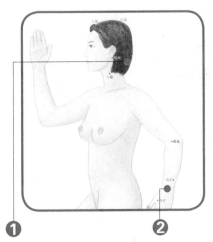

健康贴士

避免使孕妇闻到异味。调整饮食，少食多餐，适当增加酸味、咸味和有助于消化吸收的食物。饮食忌辛辣、油腻，不可盲目追求高营养。

❶ 风府
位于项部，当后发际正中直上1寸，枕外隆凸直下，两侧斜方肌之间凹陷处。

❷ 阳池
在腕背横纹中，当指伸肌腱的尺侧缘凹陷处。

按摩步骤 ▼

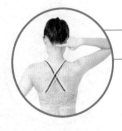

step 1 ←

按摩部位：风府
按摩手法：指压
按摩时间：3分钟
按摩力度：★★

→ step 2

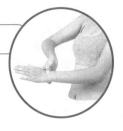

按摩部位：阳池
按摩手法：指压
按摩时间：3分钟
按摩力度：★★★

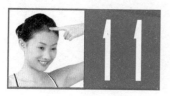

CHAN HOU QUE RU

11 产后缺乳

○ **病症概述**

产妇在产后哺乳期乳汁少或完全无乳，称为缺乳，也被称为"乳汁不足"，多发生在产后2、3天至半个月内，也有可能发生在整个哺乳期。临床上初产妇发生缺乳最常见。

○ **病理病因**

乳汁的分泌与产妇的精神、情绪、营养状况以及休息情况等都有关系。任何精神上的刺激如忧虑、惊恐、悲伤、烦恼等，都会减少乳汁分泌。乳汁过少可能是由乳腺发育差，产后出血过多或情绪欠佳等因素引起，一些疾病如腹泻、便溏等也可使产妇乳汁缺少，或乳汁不能畅流导致缺乳。

 对症按摩 | 精确取穴 ▶

健康贴士

产妇在哺乳期应加强营养，多食高蛋白以及新鲜蔬菜水果，少食肥甘厚味。产前可用温水清洗乳头，按摩乳房，乳头凹陷时，用干净手指抻拉。按时哺乳，早哺乳，哺乳期乳房注意清洁卫生。

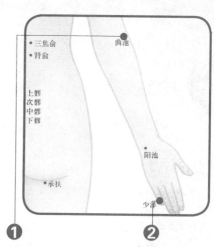

❶ 曲池
屈肘成直角,在肘横纹外侧端与肱骨外上髁连线中点处。

❷ 少泽
小指尺侧指甲角旁0.1寸。

按摩步骤 ▼

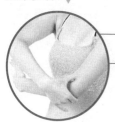

step **1** ←

按摩部位：曲池
按摩手法：指压
按摩时间：2分钟
按摩力度：★★★

→ step **2**

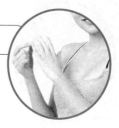

按摩部位：少泽
按摩手法：指压
按摩时间：2分钟
按摩力度：★★★

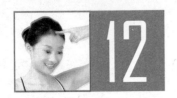

胎位不正

病症概述

　　胎儿在子宫里的位置叫胎位。正常的胎位应是胎体纵轴与母体纵轴平行，胎头在骨盆入口处，并俯屈，颏部贴近胸壁，脊柱略前弯，四肢屈曲交叉于胸腹前，整个胎体呈椭圆形，叫作枕前位。除此外的胎位均为胎位不正。妊娠前期多数为胎位不正，但是后来会自动转为正常，但是仍有少数在妊娠后期仍是胎位不正。

病理病因

　　常见的胎位不正有胎儿臀部在骨盆入口处的臀位，胎体纵轴与母体纵轴垂直的横位或斜位等。引起胎位不正的原因很多，主要有子宫发育不良、子宫畸形、骨盆狭小、盆腔肿瘤、胎儿畸形、羊水过多等因素。胎位不正在分娩时可引起难产，多需破腹产。如处理不当，甚至会危及母亲及胎儿生命。

对症按摩 ｜ 精确取穴 ▶▶

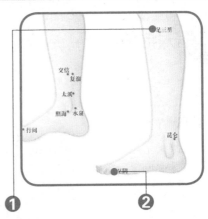

健康贴士

　　保持心情舒畅，避免紧张等不良情绪。

　　适当运动，定期进行检查。

　　定时做孕妇操。

❶ **足三里**
外膝眼下3寸，距胫骨前嵴1横指，当胫骨前肌上。

❷ **至阴**
人体的足小趾末节外侧，距趾甲角0.1寸处。

按摩步骤 ▼

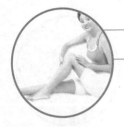

step 1 ←

按摩部位：**足三里**
按摩手法：**按揉**
按摩时间：**5分钟**
按摩力度：★★★

→ step 2

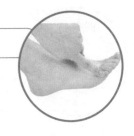

按摩部位：**至阴**
按摩手法：**指压**
按摩时间：**3分钟**
按摩力度：★★★

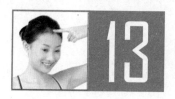

YIN BU SAO YANG

13 阴部瘙痒

○ **病症概述**

阴部瘙痒多是与带下病有关，症状是外阴及阴道瘙痒不堪，甚至痒痛难忍，坐卧不安，可波及厚阴及大腿内侧。可有带下增多，心烦口苦、头晕目眩等症状。又名阴门痒、阴痒。

○ **病理病因**

霉菌性阴道炎和滴虫性阴道炎是引起外阴瘙痒最常见的原因。虱子、疥疮也可导致发痒。少数女性阴部对避孕套、卫生巾或其他药物、化学品过敏导致瘙痒，一些皮肤病变如疱疹或湿疹也可能引起瘙痒。不注意外阴局部清洁，皮脂、汗液、经血、阴道内分泌物，甚至尿和粪等长期刺激外阴可引起瘙痒。

 对症按摩 | 精确取穴 ▶

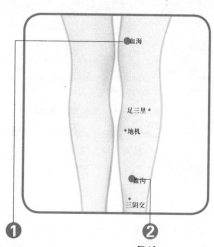

血海

足三里
地机

蠡沟

三阴交

❶ **血海**
大腿内侧，髌底内侧端上2寸，股四头肌内侧头的隆起处。

❷ **蠡沟**
小腿内侧，当足内踝尖上5寸，胫骨内侧面的中央。

🔖 **健康贴士**

经期注意阴部卫生，保持外阴清洁干燥，忌热水烫洗，忌肥皂擦洗；忌酒及辛辣食物；不穿紧身兜裆裤，内裤必须宽松、透气，材质以棉制品为宜。

按摩步骤 ▼

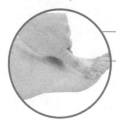

step 1 ←

按摩部位：**血海**
按摩手法：**摩法**
按摩时间：**5分钟**
按摩力度：★ ★ ★

→ step 2

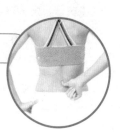

按摩部位：**蠡沟**
按摩手法：**摩法**
按摩时间：**3分钟**
按摩力度：★ ★ ★

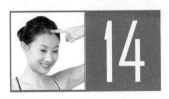

14 遗精

病症概述	遗精是指不因性生活而精液遗泄的病症。多是因为神经衰弱、劳神心脾；或者性交过频、肾虚不固，以及色欲过度等所致。并有头晕、神疲乏力、腰酸腿软、多梦、盗汗、烦热等症状。根据临床可分为生理性遗精和病理性遗精。
病理病因	本病为情绪失调、房劳过度等导致肾精不固或湿热内扰所致。如纵欲过度，精气虚损；或思虑忧郁、精神紧张、肝气郁结、情志失调、湿热下注导致本病；有梦而遗，名为"梦遗"，无梦而遗，或清醒时精液自行滑出，称为"滑精"。多因肾虚精关不固，或心肾不交，或湿热下注所致。西医在病因上分为包茎、包皮过长、尿道炎、前列腺疾患等。

健康贴士

勿随意服用补肾药，有时越补遗精越多。治疗遗精频繁，应养成良好生活起居习惯，保持心情舒畅，积极参加健康的体育活动以排除杂念，节制性欲，戒除频繁手淫，避免接触色情书刊、影片，防止过度疲劳及精神紧张。

睡眠时，棉被不要盖得太厚太暖，内裤不宜过紧。

注意少吃辛辣刺激性食物及香烟、酒、咖啡。平时可以多吃一些有补肾固精作用的食品，如芡实、石榴、莲子、胡桃仁、白果等。

🍵 食疗保健 ▸

三味鸡蛋汤：鸡蛋1个，去心莲子、芡实、山药各9克，冰糖适量。将莲子、芡实、山药熬成药汤，加入鸡蛋煮熟，汤内再加入冰糖即可食用。

莲子百合煲肉：将莲子去心，百合洗净，瘦猪肉洗净切片。将莲子、百合、瘦猪肉放入锅中，加适量水，用小火煲熟，调味后服用。

银耳山药羹：砂糖15克、太白粉水1大匙、山药200克、银耳100克。山药去皮切丁；银耳泡发切末。所有材料放入锅中，煮开后转小火熟透，用砂糖调味，加入淀粉勾芡即可。

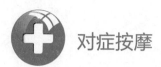
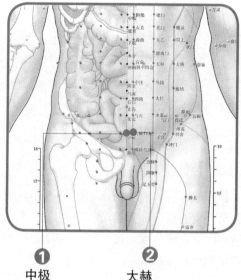

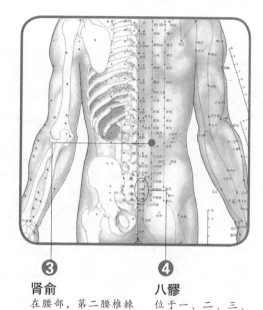

❶ 中极

下腹部，前正中线上，当脐中下4寸。

❷ 大赫

下腹部，从肚脐到耻骨上方画一线，将此线5等分，从肚脐往下4/5点的左右一指宽处。

❸ 肾俞

在腰部，第二腰椎棘突下，旁开1.5寸。

❹ 八髎

位于一、二、三、四髎后孔中，左右共八穴

.... 按摩步骤 ▼

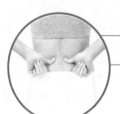 step **1** ⟵

按摩部位：中极
按摩手法：摩法
按摩时间：2分钟
按摩力度：★★★

⟶ step **2**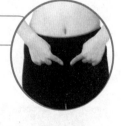

按摩部位：大赫
按摩手法：摩法
按摩时间：2分钟
按摩力度：★★★

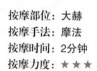 step **3** ⟵

按摩部位：肾俞
按摩手法：按揉
按摩时间：3分钟
按摩力度：★★★★

⟶ step **4**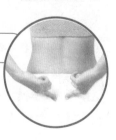

按摩部位：八髎
按摩手法：按揉
按摩时间：3分钟
按摩力度：★★★★

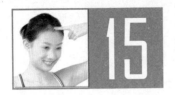

YANG WEI

阳痿

病症概述	阳痿是指在未到性功能衰退时期，男子在有性欲要求时，阴茎不能勃起或勃起不坚，或者虽然有勃起也有一定程度的硬度，但不能保持足够时间的性交。阴茎完全不能勃起叫完全性阳痿，阴茎虽能勃起但其硬度不够称不完全性阳痿，从发育开始后就发生阳痿者称原发性阳痿。
病理病因	功能性原因为慢性病、体质衰弱或过度疲劳引起的身体衰弱或神经衰弱。害怕妊娠、性交环境不良、夫妇感情冷淡或自慰过多而担心性功能有问题等精神因素也能造成阳痿。器质性阳痿的原因是内分泌障碍、血运不足和神经障碍等。

健康贴士

长期房事过度，是导致阳痿的原因之一，所以要适当节制性欲。

精神性阳痿的人往往缺乏自尊、自信心、充满自卑感、抑郁或体像感很差。因此，要改善不良情绪或自卑懦弱的性格，正确认识性。

应选择具有补肾填精作用的食物，或选择具有温补肾阳、温热的食物。勿食生冷性寒的食物；勿食辛辣刺激性食物。

注意饮食营养，摄入足量的钙、磷及维生素A、维生素C、维生素E等物质。

🍵 食疗保健 ▶

鲜羊肉粥：新鲜羊肉150～200克，粳米适量。羊肉与粳米一同煮粥。可佐餐食用。温热食，适于在秋冬季节服用。益血气，补虚损，暖脾胃，治阳痿。

龟肉鱼鳔汤：龟肉150克、鱼鳔30克、精盐、味精各适量。先将龟肉洗干净，切成小块；鱼鳔洗去腥味，切碎。将龟肉、鱼鳔同入砂锅，加适量水，武火烧沸后，用文火慢炖，待肉熟后，加入精盐、味精调味即可。

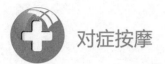
对症按摩 --- 精确取穴

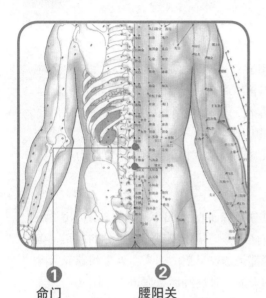

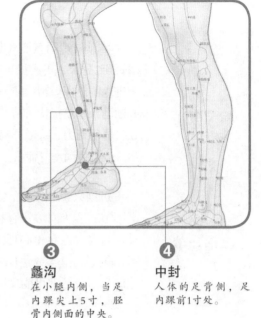

①
命门
在第二腰椎棘突下，肚脐正后方处。

②
腰阳关
位于第四腰椎棘突下凹陷处。

③
蠡沟
在小腿内侧，当足内踝尖上5寸，胫骨内侧面的中央。

④
中封
人体的足背侧，足内踝前1寸处。

--- 按摩步骤 ▼

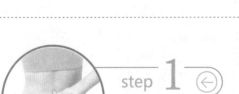

step **1** ←

按摩部位：命门
按摩手法：按揉
按摩时间：3分钟
按摩力度：★★★★

→ step **2**

按摩部位：腰阳关
按摩手法：按揉
按摩时间：3分钟
按摩力度：★★★★

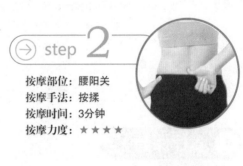

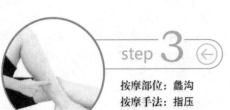

step **3** ←

按摩部位：蠡沟
按摩手法：指压
按摩时间：2分钟
按摩力度：★★★

→ step **4**

按摩部位：中封
按摩手法：指压
按摩时间：2分钟
按摩力度：★★★

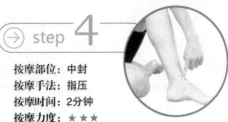

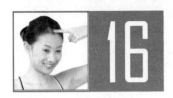

ZAO XIE
16 早泄

病症概述	早泄是指阴茎插入阴道后，在女性尚未达到性高潮，性交时间短于2分钟，男子提早射精出现的性交障碍。临床上把阴茎勃起未进入阴道即射精诊断为早泄，而能进入阴道进行性交者，如果没有抽动几下就很快射精，也叫作早泄。早泄患者通常还伴有腰膝酸软、体倦乏力、头晕耳鸣、夜尿频多、白天无神、夜间无力、畏寒怕冷、神疲消瘦等症状。
病理病因	过度兴奋或紧张、过分疲劳、心情郁闷，饮酒之后行房、房事不节、丈夫对妻子存在恼怒等情绪，或对妻子过分的害怕、敬重，自身存在自卑心理等都是诱发早泄的因素。外生殖器先天畸形、包茎、龟头或包皮的炎症、脊髓肿瘤、尿道炎、阴茎炎、慢性前列腺炎等都可能反射性地影响脊髓中枢，引起早泄。

健康贴士

性生活要做到放松，切勿纵欲，勿疲劳后行房。

调节饮食，保证充足的睡眠，不酗酒吸烟，不憋尿忍尿等。

多食具有补肾固精作用的食物如牡蛎、胡桃肉、芡实、栗子、鳖、鸽蛋、猪腰等。

☕ 食疗保健 ▸

牛鞭汤：牛鞭1副、姜1块，盐适量。牛鞭切段，放入沸水中滚烫，捞出洗净，姜洗净切片。将牛鞭、姜片放入锅中，加水没过材料，以大火煮开后转小火慢炖30分钟，起锅前加盐调味即可。

苁蓉羊肉粥：肉苁蓉15克、精羊肉63克、粳米100克，精盐适量、葱2根、生姜3片。分别将肉苁蓉、精羊肉切成细丝，先用砂锅煎肉苁蓉取汁去渣，放入羊肉、粳米同煮，煮沸后，再加入精盐、生姜、葱白煮为稀粥。适于冬天服用，以5~7天为一个疗程。

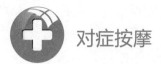
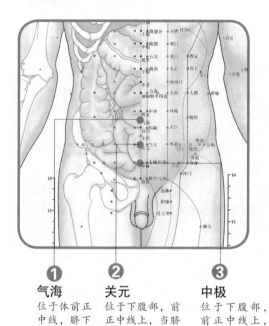

①

气海

位于体前正
中线，脐下
1.5寸。

②

关元

位于下腹部，前
正中线上，当脐
中下3寸。

③

中极

位于下腹部，
前正中线上，
当脐中下4寸。

④

肾俞

在腰部，第二腰椎棘突
下，旁开1.5寸。

.... 按摩步骤 ▼

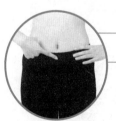

step **1** ←

按摩部位：气海
按摩手法：指压
按摩时间：2分钟
按摩力度：★★

→ step **2**

按摩部位：关元
按摩手法：指压
按摩时间：2分钟
按摩力度：★★

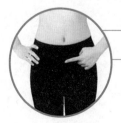

step **3** ←

按摩部位：中极
按摩手法：指压
按摩时间：2分钟
按摩力度：★★

→ step **4**

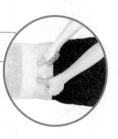

按摩部位：肾俞
按摩手法：掌擦法
按摩时间：2分钟
按摩力度：★★★

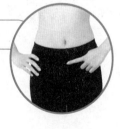

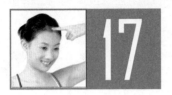

QIAN LIE XIAN YAN

17 前列腺炎

病症概述	常伴有尿急、尿频、尿时会阴部疼痛，余尿不尽，尿白浊，并有炎性分泌物从尿道排出，及神疲乏力、腰膝怕冷等症状。经常并有发生急性膀胱炎等。
病理病因	急性炎症病变严重或未彻底治疗而转为慢性前列腺炎。性生活不正常、长时间骑自行车、骑马或久坐，前列腺按摩过重或过于频繁都会造成前列腺充血，而引发前列腺炎。尿液刺激、淋球菌，非淋球菌等病原微生物感染等也有可能引发前列腺炎。

✚ 对症按摩 | 精确取穴 ▶▶

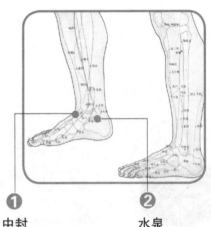

🗂 **健康贴士**

前列腺按摩时，用力不宜过大，时间不宜太长，次数不宜过于频繁。急性前列腺患者不可按摩。注意劳逸结合，久坐会影响局部血运，所以不要长时间骑自行车、打麻将等。

❶ **中封**
人体的足背侧，足内踝前1寸处。

❷ **水泉**
位于太溪穴直下1寸凹陷处。

按摩步骤 ▼

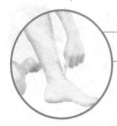

step 1 ←

按摩部位：中封
按摩手法：指压
按摩时间：3分钟
按摩力度：★★★

→ step 2

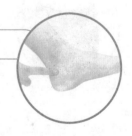

按摩部位：水泉
按摩手法：指压
按摩时间：2分钟
按摩力度：★★★

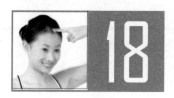

XING YU DI XIA

性欲低下

病症概述

性欲低下指持续或反复对性生活欲望不足甚至完全缺乏。可分为完全性性欲低下和境遇性性欲低下。每月仅性生活一次或不足一次，只在配偶要求时被动服从叫作完全性性欲低下。某一特定环境或某一特定性伴侣时缺乏性欲叫作境遇性性欲低下。

病理病因

包茎、阴茎硬结症、阴茎发育不全等使性交困难，久之可能导致性欲低下；生殖腺功能低下、甲状腺功能低下或亢进等疾病都可导致性欲的减退；精神抑郁、恐惧心情、神经过敏症，还有生活压力等均可引起性欲低下。

 对症按摩 | 精确取穴 ▶

健康贴士

富含锌、砷微量矿物质的食品，能提升精子活性，增加性欲性趣，可适量多食。嫩的生姜以及红色小辣椒，可以有效改善血液的循环，刺激末梢神经，提高性欲的快感。

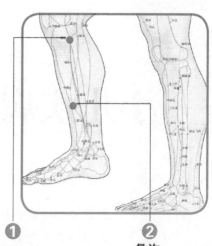

❶ **阴陵泉**
小腿内侧，胫骨内侧踝后下方凹陷处。

❷ **蠡沟**
小腿内侧，当足内踝尖上5寸，胫骨内侧面的中央。

按摩步骤 ▼

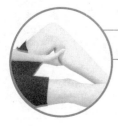

step 1 ←

按摩部位：阴陵泉
按摩手法：按揉
按摩时间：2分钟
按摩力度：★ ★ ★

→ step 2

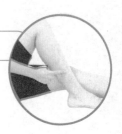

按摩部位：蠡沟
按摩手法：按揉
按摩时间：1分钟
按摩力度：★ ★ ★

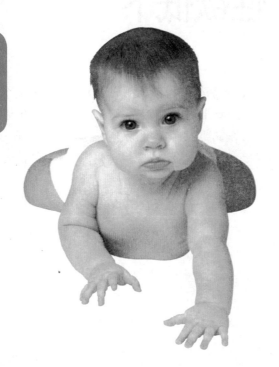

小儿疾病的按摩治疗

　　小儿身体娇嫩，抗病能力差，所以也容易发病。在小儿患病后，用按摩来治疗可以免除打针、吃药之苦，而且没有毒副作用。本章针对小儿常见病，提供了简单易操作的按摩手法，比如治疗小儿腹泻的按摩手法是：先用较轻的力道按揉小儿的中脘、神阙、关元各1分钟，再以适中的力道用推法按摩小儿的足三里2分钟。

本章看点

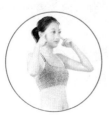
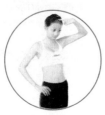
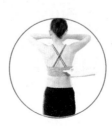
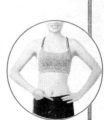

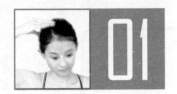
小儿腹泻

病症概述

轻症小儿腹泻物呈稀糊状、蛋花汤样或水样，可有少许黏冻，但无脓血，每日数次到十多次。患儿大便前可能啼哭，似有腹痛状，亦可有轻度恶心呕吐。重症患儿一天可以腹泻十多次甚至二十次以上。伴有呕吐，高热，体倦，嗜睡等现象。

病理病因

婴幼儿消化系统发育不成熟，分泌的消化酶较少，消化能力还比较弱，容易发生腹泻。再者，婴幼儿神经系统对胃肠的调节功能也比较差，所以，如果饮食稍有改变，比如对添加的辅助食物不适应、短时间添加的种类太多或者一次喂得太多、突然断奶；或者饮食不当，吃了不易消化的蛋白质食物；天气的突然变化，过冷或过热，都可引起幼儿腹泻。

健康贴士

穴位按摩前，配合摩腹和揉脐，穴位按摩后对小儿进行捏脊按摩，治疗效果更好。

注意气候变化，适当加减衣着，避免幼儿着凉或者过热。注意小儿锻炼，增强幼儿体质，提高机体抵抗力。

母乳是6个月以内婴儿最健康的食物，所以最好是母乳喂养。断奶之前给幼儿喂食的辅助食物，要循序渐进，逐渐增加，使幼儿有适应的过程。

食疗保健

藕楂泥：山楂5枚，适量藕粉。把山楂煮后去皮及核，用纱布过滤，放到藕粉中，拌匀，食用。主治因饮食肥腻引起的小儿腹泻。

焦米汤：适量大米。把清洁的米炒至黄色，再按照1∶10的比例加入水，煮45分钟，过滤后即可服用。

赤豆鹌蛋汤：鹌鹑蛋2个与适量赤小豆同煮，熟后吃蛋喝汤，早晚各1次。

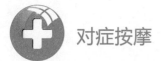

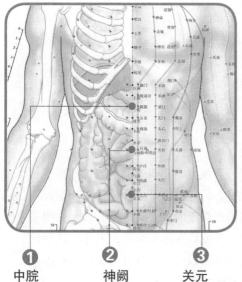

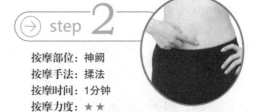

❶ 中脘
在上腹部，前
正中线上，当
脐中上4寸。

❷ 神阙
位于人体的
腹中部，脐
中央。

❸ 关元
位于下腹部，前
正中线上，当脐
中下3寸。

❹ 足三里
外膝眼下3寸，距胫
骨前嵴1横指，当胫
骨前肌上即是。

-- 按摩步骤 ▼

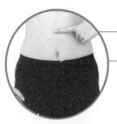

step 1 ←

按摩部位：中脘
按摩手法：揉法
按摩时间：1分钟
按摩力度：★★

step 2

→ step 2

按摩部位：神阙
按摩手法：揉法
按摩时间：1分钟
按摩力度：★★

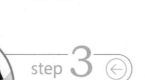

step 3 ←

按摩部位：关元
按摩手法：揉法
按摩时间：1分钟
按摩力度：★★

→ step 4

按摩部位：足三里
按摩手法：推法
按摩时间：2分钟
按摩力度：★★★

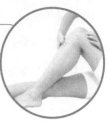

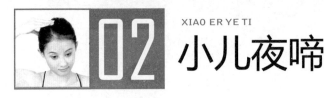

小儿夜啼

病症概述

小儿每到夜间间歇啼哭或持续不已，甚至通宵达旦，而白天一切正常，就是夜啼症。民间俗称"夜啼郎"。脾寒夜啼的患儿啼哭声软，用手按着腹部，手脚发冷，伴有腹泻；心热夜啼患儿面红耳赤，烦躁不安，哭声粗壮，便秘，小便短黄；食积夜啼的患儿夜间阵发啼哭，腹部胀满，呕吐，大便酸臭。

病理病因

幼儿在饥饿、尿布潮湿、有便意、室温过高或过低、被子过厚、强大音响的刺激等情况下的啼哭，是生理性啼哭，家长不必过分担心。需要注意的是病理性夜啼。先天不足，后天失调引起的脾寒，使患儿气血不通，入夜后腹痛而啼哭；患儿心热导致心火太盛，内热烦躁，不能安睡所以啼哭；母乳喂养或食物不节制，导致患儿乳食积滞，腹部胀痛不能安眠所以啼哭。

健康贴士

夜啼既可由于疾病所引起，也可是生理性的。因此，对于幼儿的夜啼，家长应仔细地观察护理。在排除了饥饿、尿布潮湿等生理性原因后，如果幼儿仍有夜啼，应请医生检查，找出原因给予治疗。

养成幼儿良好的睡眠习惯。夜间要保持环境安静平和，以免幼儿受到惊吓。孕妇和乳母不宜多吃寒凉或辛辣的食物。

饮食温度适中，注意幼儿腹部保暖。

食疗保健

猪骨干姜汤：猪骨头150克，干姜5克。同煮喝汤。

冰糖百合汤：百合30克，冰糖适量。同煮熟后服用。

桂心粥：粳米100克，煮粥，等粥将熟时，加桂心米3克，熟后加红糖即可食用。

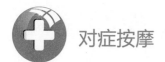
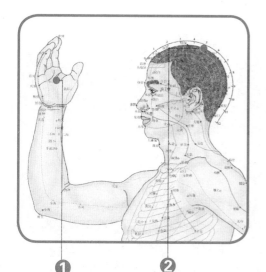

① 劳宫
手掌心，握拳屈指时中指端所指处。

② 百会
位于头部，当前发际正中直上5寸或两耳尖连线中点处。

③ 心俞
在背部，第五胸椎棘突下，旁开1.5寸。

④ 肝俞
在背部，第九胸椎棘突下，旁开1.5寸。

---------------------------------- 按摩步骤 ▼

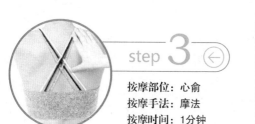

step **1** ←
按摩部位：劳宫
按摩手法：按揉
按摩时间：2分钟
按摩力度：★★

→ step **2**
按摩部位：百会
按摩手法：按揉
按摩时间：1分钟
按摩力度：★★

step **3** ←
按摩部位：心俞
按摩手法：摩法
按摩时间：1分钟
按摩力度：★★★

→ step **4**
按摩部位：肝俞
按摩手法：摩法
按摩时间：1分钟
按摩力度：★★★

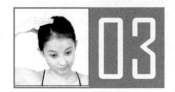

XIAO ER GAN JI

03 小儿疳积

病症概述	疳积又称小儿营养不良，具体症状如下：恶心呕吐、不思饮食、腹胀腹泻；烦躁不安、哭闹不止、睡眠不实、喜欢俯卧、手足心热、口渴喜饮、两颧发红；小便混浊、大便时干时溏；面黄肌瘦、头发稀少、头大脖子细、肚子大、精神不振。
病理病因	哺食过早，或者甘肥生冷食物吃得太多，损伤脾胃之气，耗伤气血津液，出现消化功能紊乱而发生疳积。慢性腹泻或长期呕吐的患儿，治疗不彻底也会引起疳积。某些疾病如婴幼儿先天性幽门狭窄、腭裂、传染病、寄生虫病等，也会引起小儿疳积。

健康贴士

对小儿腹部和脐部进行掌摩法的按摩，然后进行捏脊的按摩，治疗效果更好。
经常带小儿到户外活动，呼吸新鲜空气，多晒太阳，有利于增强小儿体质。
喂养要得当，定时，定量喂奶，进食营养丰富、易于消化的食物。
提倡母乳喂养，添加辅食时要合理搭配，循序渐进。
注意小儿的饮食卫生，积极预防各种肠道传染病和寄生虫病。

🍵 食疗保健 ▸

山药米粥：干山药片100克，小黄米100克，白糖适量。将米淘洗干净，与山药片一起碾碎，入锅，加水适量，熬成粥，加白糖调味，给小儿喂食。此方调补脾胃，滋阴养液，对小儿疳积有很好的疗效。

鹌鹑蛋粥：鹌鹑蛋100克、粳米50克。将鹌鹑蛋洗净，煮熟，去壳；粳米洗净。将粳米煮粥，将熟时，下入鹌鹑蛋即可。每日2次，空腹服食，连服5日。

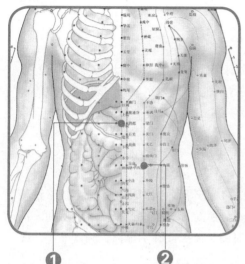

❶ 中脘
在上腹部，前
正中线上，当
脐中上4寸。

❷ 天枢
腹中部，平脐中，
距脐中2寸处即是。

❸ 胃俞
在腰部，第二腰
椎棘突下，旁开
1.5寸。

❹ 大肠俞
在腰部，第四腰
椎棘突下，旁开
1.5寸。

按摩步骤 ▽

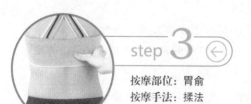

step **1** ←
按摩部位：中脘
按摩手法：揉法
按摩时间：3分钟
按摩力度：★★

→ step **2**
按摩部位：天枢
按摩手法：揉法
按摩时间：3分钟
按摩力度：★★

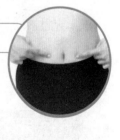

step **3** ←
按摩部位：胃俞
按摩手法：揉法
按摩时间：3分钟
按摩力度：★★★

→ step **4**
按摩部位：大肠俞
按摩手法：揉法
按摩时间：1分钟
按摩力度：★★★

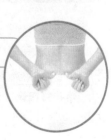

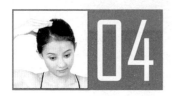

XIAO ER KE SOU

04 小儿咳嗽

◐ **病症概述**	外感咳嗽的小儿，咳嗽有痰，鼻塞，流涕，头痛。内伤咳嗽的患儿多是久咳，身体略发热，可能干咳少痰，可能咳嗽痰多，食欲不振，神疲乏力，形体消瘦。
◐ **病理病因**	小儿脏腑娇嫩，外感、内伤等多种原因均易伤肺而导致咳嗽。外感风寒，肺气不宣；外感燥气导致气道干燥咽喉不利，都可导致咳嗽。如果小儿平时就是体虚或肺阴虚损，肺气上逆，或者脾胃虚寒，内生痰湿也可引起咳嗽。

健康贴士

注意小儿的保暖，预防风寒。让患儿适当休息，多饮开水。
选用清淡多汁的蔬菜瓜果类或具有性凉清热、生津利咽作用的食物。
患儿咳嗽发作期间，忌食油腻荤腥或过咸过酸的食物。
患儿居住的房间要注意通风，保持室内空气流通，避免煤气、烟尘等刺激。

🍵 食疗保健 ▶

知母玉竹饮： 知母60克、玉竹60克、蜂蜜1000毫升。将知母、玉竹用清水快速洗干净，一起放入瓦罐中，再加上冷水1500毫升，用小火煎1小时左右。将药汁、蜂蜜一起倒入大瓷盆内，加上盖子，旺火隔水蒸2小时即可。

银花蜂蜜饮： 金银花10克、蜂蜜适量、白糖适量，依个人口味决定。将金银花放入瓷杯中，以沸水冲泡，然后在温水中浸泡10分钟。再调入蜂蜜、白糖拌匀即可。趁热顿服，每日3次。此方具有清热、润肺的良好功效。

对症按摩

精确取穴

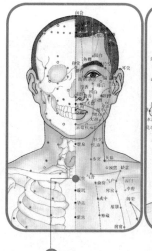

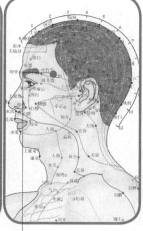

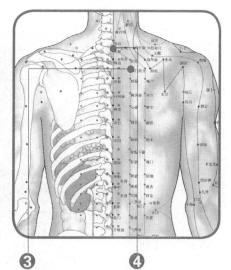

❶ 天突
胸骨上窝中央。

❷ 太阳
在耳郭前面，前额
两侧，外眼角延长
线的上方。在两眉
梢后凹陷处。

❸ 风门
背部，第二胸椎棘
突下，旁开1.5寸。

❹ 大椎
人体的颈部下端，
第七颈椎棘突下凹
陷处。

按摩步骤 ▼

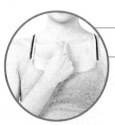

step **1** ←

按摩部位：天突
按摩手法：按揉
按摩时间：1分钟
按摩力度：★★

→ step **2**

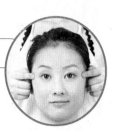

按摩部位：太阳
按摩手法：指压
按摩时间：1分钟
按摩力度：★★

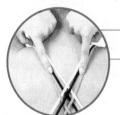

step **3** ←

按摩部位：风门
按摩手法：按揉
按摩时间：2分钟
按摩力度：★★★

→ step **4**

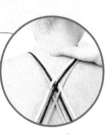

按摩部位：大椎
按摩手法：按揉
按摩时间：2分钟
按摩力度：★★★

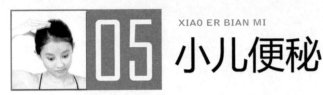

小儿便秘

病症概述

便秘是指大便秘结不通，排便时间延长，或欲大便而艰涩不畅的一种病症。具体症状为大便干、硬难解，或隔2~3天甚至更长时间才排便一次，多因饮食不当、乳食积滞，燥热伤胃等导致。一年四季均可发生，并不局限于干燥季节。

病理病因

中医认为小儿便秘分为肝脾郁结、气滞不行和燥热内结，肠液干涸等病因。小儿因喝水太少，尤其夏天出汗多，肠内水分被吸收，可能致使大便太干燥而引起便秘。营养不良、贫血、缺乏维生素B₁、运动量少导致腹肌无力、肠胃传送功能不足，也可使小儿便秘。食物过于精细，缺少纤维素，对肠壁刺激不够，也可以形成便秘。小儿平时没有形成规律性的排便习惯，虽然有排便的感觉，可能由于贪玩而有意识地抑制便意，时间长了，肠内排便的反射敏感度降低，堆积于肠内的大便吸收更多水分导致便秘。

健康贴士

小儿应适当增加户外活动， 增加抗病能力。

培养小儿按时排便的习惯。

小儿便秘时应该多吃蔬菜水果。喝牛奶时可适量添加一些蜂蜜，帮助小儿润肠通便。

穴位按摩对治疗小儿便秘有很好的效果，如果再配合揉腹和捏脊的按摩，治疗效果更好。

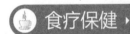

菜汁汤：鲜菠菜或白菜适量，煮汤饮用。

萝卜汁：红心萝卜用榨汁机取汁，把红心萝卜汁加适量白糖，共煮2~3分钟，温服。

松子仁粥：大米100克煮粥，熟前放入松子仁30克，煮至粥成，加糖调味给患儿食用。

杏仁羹：杏仁20克，山药50克，胡桃肉20克，蜂蜜适量。将前三味洗净去皮打碎和匀，加蜂蜜，加水适量煮沸服用。

对症按摩

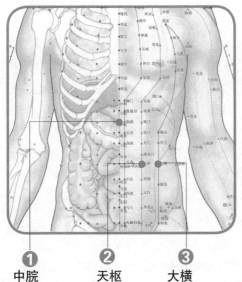

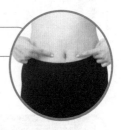

❶ 中脘
在上腹部，前正中线上，当脐中上4寸。

❷ 天枢
腹中部，平脐中，距脐中2寸处。

❸ 大横
位于人体的腹中部，距脐中4寸。

❹ 大肠俞
在腰部，第四腰椎棘突下，旁开1.5寸。

--------- 按摩步骤 ▼

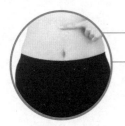

step 1 ←

按摩部位：中脘
按摩手法：一指禅推法
按摩时间：3分钟
按摩力度：★★

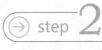

→ step 2

按摩部位：天枢
按摩手法：按揉
按摩时间：3分钟
按摩力度：★★

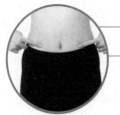

step 3 ←

按摩部位：大横
按摩手法：按揉
按摩时间：3分钟
按摩力度：★★

→ step 4

按摩部位：大肠俞
按摩手法：一指禅推法
按摩时间：3分钟
按摩力度：★★★

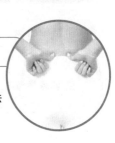

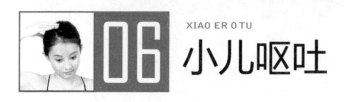

小儿呕吐

病症概述

脾寒呕吐：呕吐时作时止，时轻时重，吐物不化，或为清稀黏稠，没有特别的酸腐气味，进食比平时稍多也容易发生呕吐。脸部和唇部都发白，身体发寒，四肢发冷。胃热呕吐：进食就吐，吐物有恶臭或是黄水，口干渴，唇发干，身热面赤，烦躁不安，胃部疼痛或胃胀不适。伤食呕吐：频繁呕吐，吐物味道酸臭，常伴有没有消化的乳汁或食物残渣，厌食，吐气恶臭，腹部疼痛不适，吐后疼痛缓解，大便秘结或酸臭不化，便后疼痛减轻。

病理病因

脾胃受寒：过食生冷或食凉，致寒入肠胃，胃气受到干扰，升降失和，下行受阻，上冲而发生呕吐。脾胃发热：暑热之邪侵犯脾胃或食积化热，以致热气上逆而呕吐。乳食不节：小儿脾胃一般较为薄弱，乳食过量，或吃了些油腻不消化的食物，导致胃不能消化食物，脾也不能正常运行，胃气不能下行，上逆而发生呕吐。

健康贴士

小儿呕吐时，要将患儿的头放于侧位，避免呕吐物吸入气管，发生意外。

应吃清淡、稀软、容易消化的食物；多吃些流质或半流质的食物；勿食辛辣、油腻的食物。

 食疗保健

山楂神曲粥：山楂30克，神曲15克，粳米100克，红糖6克。先煎山楂、神曲，去渣留汁待用。把粳米放入锅内，添加适量清水煮沸，和入药汁，煮成稀粥，加糖，趁热食。

生姜乌梅饮：乌梅肉、生姜各10克，红糖适量。将乌梅肉洗净，生姜切片。加水200毫升煎汤，再加入红糖，取汁即可。每次100毫升，每日2次。此方对和胃止呕、生津止渴有良好的功效。

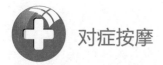

对症按摩

精确取穴

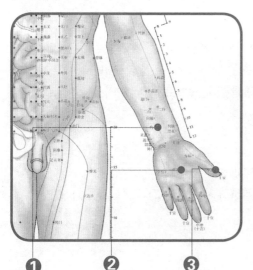

❶ 内关
位于前臂正中,腕横纹上2寸,在桡侧屈腕肌腱同掌长肌腱之间。

❷ 劳宫
手掌心,握拳屈指时当中指端所指处。

❸ 少商
双手拇指末节桡侧,距指甲角0.1寸处即是。

❹ 足三里
外膝眼下3寸,距胫骨前嵴1横指,当胫骨前肌上即是。

-------- 按摩步骤 ▼

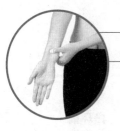

step 1 ⬅

按摩部位: 内关
按摩手法: 按揉
按摩时间: 2分钟
按摩力度: ★★

➡ step 2

按摩部位: 劳宫
按摩手法: 按揉
按摩时间: 2分钟
按摩力度: ★★

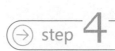

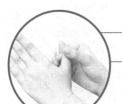

step 3 ⬅

按摩部位: 少商
按摩手法: 按揉
按摩时间: 2分钟
按摩力度: ★★

➡ step 4

按摩部位: 足三里
按摩手法: 推法
按摩时间: 2分钟
按摩力度: ★★★

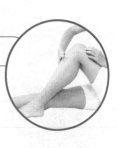

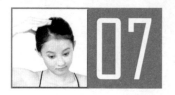

07 小儿遗尿

病症概述	遗尿指的是在睡眠中不知不觉中小便。一般以5~15岁儿童较多见。一般情况下，孩子在3~4岁开始控制排尿，如果5~6岁以后还经常性尿床，每周两次以上并持续达6个月就是"遗尿症"。
病理病因	患儿因为没有受到排尿训练，没有良好的夜间排尿习惯，久之容易发生夜间尿床。睡眠环境或气温的突然变化，小儿没有适应也可能发生遗尿。

对症按摩 | 精确取穴 ▶▶

健康贴士

白天应注意不要让孩子过度疲劳。要孩子养成睡觉之前排空小便再上床的习惯。鼓励孩子在排尿中间中断排尿，然后再把尿排尽，训练并提高孩子膀胱括约肌控制排尿的能力。每日适当控制饮水，尤其晚饭前后少喝水。

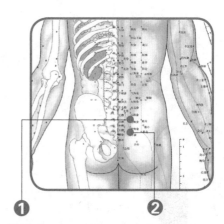

❶ 膀胱俞
背正中线旁开
1.5寸，平第二
骶后孔。

❷ 白环俞
背正中线旁开
1.5寸，平第四
骶后孔。

按摩步骤 ▼

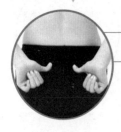

step 1 ⬅

按摩部位：膀胱俞
按摩手法：推法
按摩时间：2分钟
按摩力度：★★★

➡ step 2

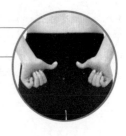

按摩部位：白环俞
按摩手法：推法
按摩时间：2分钟
按摩力度：★★★

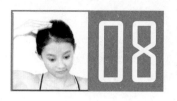

XIAO ER FA RE

08 小儿发热

病症概述

症状表现为：体温异常升高，额头、手足心均有发烫。另外还常伴有面赤唇红、烦躁不安、食欲减退、大便干燥恶臭，或者咳嗽流涕、鼻塞、打喷嚏、形体消瘦、盗汗自汗等症。

病理病因

由感冒引起的小儿发热最多，这是因为小儿抗病能力不足，对环境冷热变化适应比较慢，很容易使小儿感染风寒。此外，气温过高、衣服过厚、喝水太少、流汗腹泻等导致的水分严重丢失、房间空气流通性差都会引起小儿发热。一些疾病如风湿免疫性疾病、血液系统疾病、恶性肿瘤等也会引起小儿发热。

 对症按摩 | 精确取穴 ▶

健康贴士

发热患儿应多喝水，卧床休息；病后注意营养，避免小儿气血亏损；平时对小儿要加强照顾，避风邪，防外感；保持居室空气流通，新鲜空气有利于小儿散热。

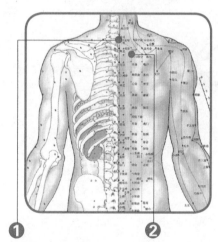

❶ 大椎
人体的颈部下端，第七颈椎棘突下四陷处。

❷ 风门
背部，第二胸椎棘突下，旁开1.5寸处。

按摩步骤 ▼

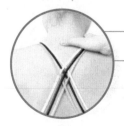

step 1 ←

按摩部位：大椎
按摩手法：按揉
按摩时间：2分钟
按摩力度：★★★

→ step 2

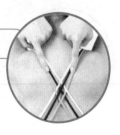

按摩部位：风门
按摩手法：按揉
按摩时间：2分钟
按摩力度：★★★

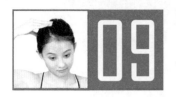

XIAO ER LI JI

09 小儿痢疾

病症概述

痢疾以腹痛、腹泻、便下赤白等为主要症状。由感受湿热或寒湿导致，多见于夏秋两季。患儿肛门灼热，伴有烦渴，小便短赤或便下白色发黏，舌头发红，嘴唇发干，指纹发紫。

病理病因

感受湿热：湿热侵入肠胃，郁结于内，与气血相搏，大肠气机受阻，升降失利，使肠壁、脉络受损，传导功能受损害不正常而导致痢疾。感受寒湿：脾胃本来不好，大肠气弱，风冷暑湿之邪乘虚而入，凝结于肠胃，以致气机不畅，肠道传化失常而导致痢疾。

➕ **对症按摩** ｜ 精确取穴 ▶

 健康贴士

按摩穴位前后，如配合摩腹和捏脊，治疗效果更好。对发病急剧、病情较重的中毒性痢疾的患儿，要立即送往医院进行急救。

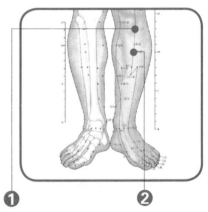

❶ 足三里
外膝眼下3寸，距胫骨前嵴1横指，当胫骨前肌上。

❷ 上巨虚
小腿前外侧，当犊鼻下6寸，足三里与下巨虚连线的中点。

按摩步骤 ▼

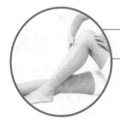

step 1 ←

按摩部位：足三里
按摩手法：推法
按摩时间：2分钟
按摩力度：★★★

→ step 2

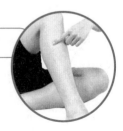

按摩部位：上巨虚
按摩手法：推法
按摩时间：2分钟
按摩力度：★★★

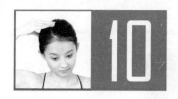

10 小儿食积

XIAO ER SHI JI

病症概述

内积：面黄肌瘦，烦躁多啼，夜卧不安，食欲不振，伴有呕吐，腹部胀实，可能伴有腹痛，小便赤黄，大便酸臭。脾虚：面色发黄，患儿困倦无神，喜欢抚按，精神疲惫，形体消瘦，夜睡不宁，不思饮食，伴有呕吐，大便稀薄酸臭。

病理病因

伤乳：哺乳不节，食乳过量或乳液变质。伤食：饮食喂养不当，偏食或嗜食，饱食无度，杂食乱吃，生冷不节；或食物不化；或过食肥甘厚腻及不易消化的食物。

 对症按摩 | 精确取穴 ▶

健康贴士

乳母不宜吃过于辛辣刺激的食物。注意保持小儿的口腔清洁，防止口腔黏膜破损。体质虚弱的小儿，要注意饮食营养和日常护理。

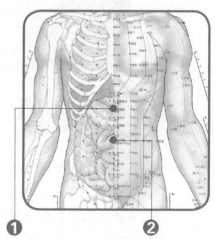

❶ 中脘
在上腹部，前正中线上，当脐中上4寸。

❷ 神阙
位于人体的腹中部，脐中央。

按摩步骤 ▼

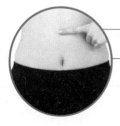

step 1 ⬅

按摩部位：中脘
按摩手法：摩法
按摩时间：3分钟
按摩力度：★★

➡ step 2

按摩部位：神阙
按摩手法：摩法
按摩时间：3分钟
按摩力度：★★

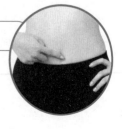

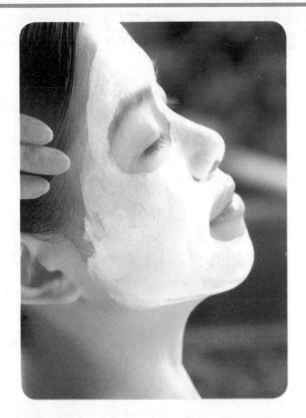

第 11 章

女性必学的美容穴

　　爱美之心，人皆有之。按摩美容，其实就是指在人体一定部位施以不同手法的按摩，疏经通络、活血化瘀、调和气血，最终达到防止皱纹、延缓衰老、细腻肌肤的目的。本章中涉及的影响到美容的病症有黄褐斑、黑斑、痤疮、酒糟鼻、黑眼圈、脸部细纹、白发、脱发等。例如按摩印堂和迎香两个穴可以治疗酒糟鼻。

本章看点

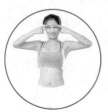
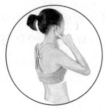
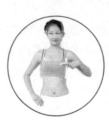
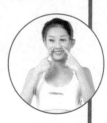

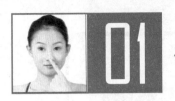

QUE BAN

雀斑

病症概述

雀斑是一种黄褐色斑点，大约小米大小，因为形状很像雀卵，所以俗称为"雀斑"。这是一种色素沉积的障碍性皮肤病，是由于皮肤表皮基底层的黑色素细胞生成的黑色素过多导致的症状，浅色皮肤者以及女性罹患居多，有时还有遗传的情况。

病理病因

雀斑的数量，和皮肤接触阳光的次数、时间和程度有关系。雀斑颜色会因黑色素沉积的多寡有差别，一般是浅褐色的斑点，再加深一点变成褐色，接着形成比较明显的咖啡色，最后则是变成深咖啡色。雀斑不太可能根治，有些是遗传，有些是后天生活习惯及黑色素沉积造成的。在饮食方面建议多食用维生素C的天然食物和蔬菜，有效减少黑色素的加深和沉积。

健康贴士

尽量减少或避免强烈阳光直接照射。

游泳或日光浴时，应事先涂抹防晒霜。

建议多食用富含维生素的水果、蔬菜，减少黑色素的沉积和加深。

按摩结束可稍作休息，或喝水补充水分，别勉强太累。

情绪安定，生活要有规律，避免精神紧张。

食疗保健 ▸

草莓蒲公英汁：草莓100克、蒲公英50克、奇异果2个、柠檬1个、冰块少许。将草莓洗净，去蒂；奇异果剥皮后对切为二，柠檬切成3块，蒲公英洗净。将草莓、蒲公英、奇异果和柠檬放入榨汁机。加入少许冰块即可。

柠檬菠菜柚汁：柠檬1个、菠菜100克、柚子120克、冰块少许。将柠檬洗净后连皮切3块；柚子去皮后去除果囊及种子；菠菜洗净，折弯。将柠檬、菠菜、柚子肉放入榨汁机榨汁，再加入冰块即可。

对症按摩

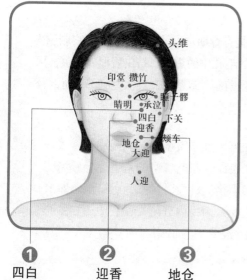

头维
印堂 攒竹
瞳子髎
睛明 承泣
四白 下关
迎香
地仓 颊车
大迎
人迎

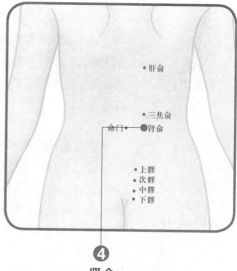

肝俞
三焦俞
命门 肾俞
上髎
次髎
中髎
下髎

❶ 四白
人体面部，双眼平视时，瞳孔正中央下约2厘米处。

❷ 迎香
人体的面部，在鼻翼旁开约一厘米皱纹中。

❸ 地仓
人体的面部，口角外侧，上直对瞳孔处。

❹ 肾俞
在腰部，第二腰椎棘突下，旁开1.5寸。

按摩步骤 ▼

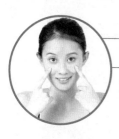

step 1 ←
按摩部位：四白
按摩手法：指压
按摩时间：1分钟
按摩力度：★★

→ step 2
按摩部位：迎香
按摩手法：指压
按摩时间：1分钟
按摩力度：★★

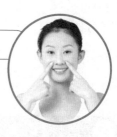

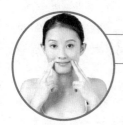

step 3 ←
按摩部位：地仓
按摩手法：指压
按摩时间：1分钟
按摩力度：★★

→ step 4
按摩部位：肾俞
按摩手法：按揉
按摩时间：1分钟
按摩力度：★★★

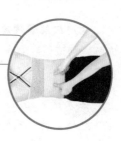

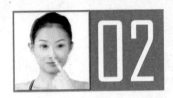

02 痤疮

病症概述

痤疮俗称"青春痘"，是青春期常见的一种慢性毛囊皮脂腺炎症性疾病。面疱为明显扩大的毛孔中的黑点，挤出后形如小虫，顶端发黑。好发于脸部，尤其是前额、双颊部，其次是胸部、背部及肩部。

病理病因

青春期体内激素分泌旺盛，性激素增加，刺激皮脂增多，皮脂透过毛囊口排出到皮肤表面，与空气中的灰尘混合后堵塞于毛囊口，使增多的油脂和废物无法及时排除，感染细菌而形成痤疮。青春痘的形成，主要是因为内分泌失调、便秘、皮肤不干净、毛囊堵塞、服用激素药剂、情绪压力等因素。巧克力、油炸类、奶油、熏烤类等食用过多，会影响内分泌的不平衡，变成更严重的青春痘。

健康贴士

经常用温水清洗脸部，不宜用太过碱性的肥皂。洗脸时彻底清洁，特别是油性皮肤的人，以中性肥皂（pH=5.5），清洗2次。但中性肥皂请勿清洗次数过多，以免皮肤过于干涩，发生脱皮。

勿食煎炸炒爆、香燥助火的食物；多吃水果、蔬菜，保持大便通畅。

不要用手挤压患处，以防引起感染或愈后留下瘢痕。

避免使用含油脂较多的化妆品。

食疗保健 ▶

大蒜白及煮鲤鱼：鲤鱼1条（约350克）、大蒜10克、白及15克。将鱼去鳞、腮及内脏，切成段。鲤鱼与大蒜、白及一同煮汤，鱼肉熟后即可。吃鱼喝汤，每日1剂，连服数天。

生大黄绿豆汤：绿豆150克、水6碗、生大黄3克、山楂18克、车前子9克、黄芪9克、红糖适量。药材分别洗净，沥水，绿豆泡发。山楂、车前子、生大黄、黄芪加水煮开，再转入慢火煮20分钟，滤取药汁，去渣备用。药汁加泡好的绿豆放入电锅煮烂，最后加适量红糖即可。

对症按摩

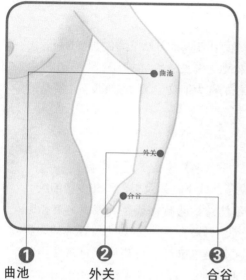

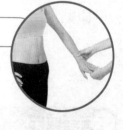

①
曲池
屈肘成直角，在
肘横纹外侧端
与肱骨外上髁
连线中点处。

②
外关
在前臂背侧，当阳池
与肘尖的连线上，腕
背横纹上2寸，尺骨与
桡骨之间。

③
合谷
手背第一、二掌
骨间，第二掌骨
桡侧的中点处。

④
三焦俞
在腰部，第一胸椎棘
突下，旁开1.5寸。

-- 按摩步骤 ▼

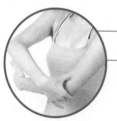

step 1 ←

按摩部位：曲池
按摩手法：掐法
按摩时间：1分钟
按摩力度：★ ★ ★

→ step 2

按摩部位：外关
按摩手法：掐法
按摩时间：1分钟
按摩力度：★ ★ ★

step 3 ←

按摩部位：合谷
按摩手法：掐法
按摩时间：1分钟
按摩力度：★ ★ ★

→ step 4

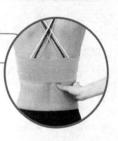

按摩部位：三焦俞
按摩手法：按揉
按摩时间：1分钟
按摩力度：★ ★ ★

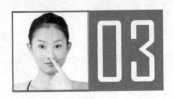

脸部细纹

病症概述

随着年龄增长，皮肤的细胞组织功能开始下降，细胞的新陈代谢速度降低，失去弹性逐渐松弛、失去紧实度。脸部多少会出现由疏到密、由浅到深的纹路，浅的称为细纹，深的称皱纹。主要是出现在额头的鱼尾纹和微笑纹上。

病理病因

皮肤长期或时常暴晒在紫外线下，累及黑色素和皮肤细纹，造成脱水或萎缩。外出时不注意擦防晒霜或是乳液，尤其是眼睛周围，最容易长细纹和老化。另外，长期的压力或环境的职业病，导致皮肤加速损坏。尤其是电脑族、夜猫族，过多使用眼睛，造成浮肿、黑眼圈、皮肤松弛，继而促使了细纹的出现。

健康贴士

保持心情愉快，精神乐观。

均衡的饮食是减少细纹产生的法宝，尤其要多摄取维生素A、B族维生素、维生素C，以及一些蛋白质的食物。

微笑时不必太用力，有许多近视的人容易眯着眼睛，容易年纪轻轻就出现皱纹。

每次在清洁肌肤后涂上滋润霜，并坚持每周做一次面部水分护理。

 食疗保健

酸甜西芹双萝饮：凤梨120克、柠檬半个，蜂蜜适量、胡萝卜300克 、西芹30克。先将凤梨洗净、去皮，切块；柠檬切片；胡萝卜洗净，切块；西芹洗净，切段。除了蜂蜜以外的所有材料，均放入榨汁机中榨汁。最后将果汁倒入杯中，加入蜂蜜搅匀即可。

酪梨柠檬橙汁：酪梨300克、柳橙1个、柠檬1个。将酪梨洗净，去皮与子，切成小块；柳橙洗净，去皮；柠檬切片。把酪梨、柳橙、柠檬放入榨汁机中，加适量水，搅匀即可。

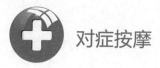 对症按摩 ------------------------------ 精确取穴

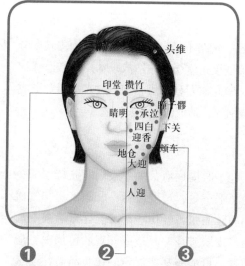

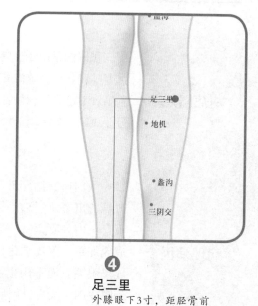

① 印堂
位于前额部，两眉头间连线与前正中线之交点处。

② 攒竹
面部，眉头陷中，眶上切迹处。

③ 颊车
头部侧面下颌骨边角上，向鼻子斜方向约1厘米处的凹陷中。

④ 足三里
外膝眼下3寸，距胫骨前嵴1横指，胫骨前肌上。

按摩步骤 ▼

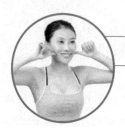

step 1

按摩部位：印堂
按摩手法：指压
按摩时间：2分钟
按摩力度：★★

step 2

按摩部位：攒竹
按摩手法：指压
按摩时间：1分钟
按摩力度：★★

step 3

按摩部位：颊车
按摩手法：指压
按摩时间：1分钟
按摩力度：★★

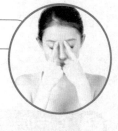

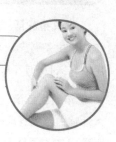

step 4

按摩部位：足三里
按摩手法：按揉
按摩时间：2分钟
按摩力度：★★★

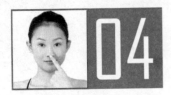

04 黑眼圈

○ 病症概述	黑眼圈是由于经常熬夜，情绪不稳定，眼部及眼周围皮肤疲劳过度或衰老，静脉血管血流速度过于缓慢，造成眼部皮肤红血球细胞供氧不足，静脉血管中二氧化碳及代谢废物积累过多，逐渐形成慢性缺氧，血液较暗并形成滞流，造成眼部色素沉着。
○ 病理病因	眼周血液循环不良引起了眼周瘀血，加上眼周肌肤特别薄，容易透出瘀血阴影。长期睡眠不足，过度疲劳，肝胆疾病，气血不足，内分泌紊乱，局部静脉曲张，外伤等都可能导致黑眼圈形成或加重。眼皮老化松弛，皮肤皱在一起造成外观肤色加深，形成黑眼圈。而常用化妆品者，可能有某些深色的化妆品微粒渗透到眼皮内。久之，则呈现黑眼圈。

健康贴士

按摩的力度一定要轻柔，而且配合眼霜来使用，避免大力拉扯肌肤。
使用适当的眼部卸妆用品，彻底卸除所有眼部化妆品。
成分过重的眼霜会使双眼显得浮肿，应选择配方较轻柔的眼霜或啫喱。
常吃些胶体、优质蛋白、动物肝脏及西红柿、土豆之类的食物。

食疗保健 ▶

银耳猪肝汤：银耳30克，猪肝300克，生姜2片，红枣1枚，盐少许。银耳浸透，猪肝切片，生姜剥皮切片，红枣去核。瓦煲加入适量清水烧开，放入银耳、生姜和红枣，继续用中火煲1小时左右，再加入猪肝，待猪肝熟透，即可食用。

苹果生鱼汤：苹果2个，生鱼1条，生姜2片，红枣10枚，盐少许。生鱼处理干净后放入油锅煎至鱼身成微黄色；苹果去皮去心去蒂，切成块状，生姜剥去姜皮切片，红枣去核；瓦煲内加入适量清水，用猛火烧至水开，然后苹果、生姜、红枣和鱼，用中火继续炖2小时左右，加入盐等调味即可食用，吃鱼喝汤。

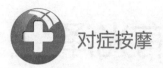

对症按摩

精确取穴

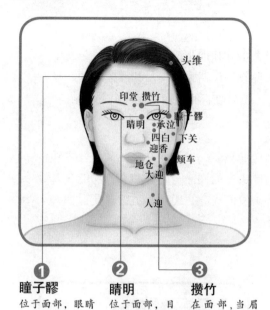

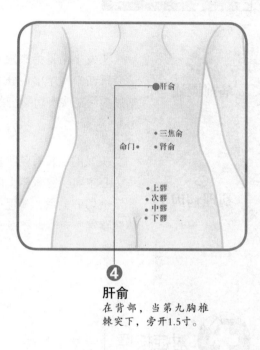

① 瞳子髎
位于面部，眼睛
外侧一厘米处。

② 睛明
位于面部，目
内眦角稍上方
凹陷处。

③ 攒竹
在面部,当眉
头陷中,眶上
切迹处。

④ 肝俞
在背部，当第九胸椎
棘突下，旁开1.5寸。

按摩步骤 ▼

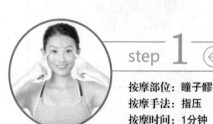

step 1 ←
按摩部位：瞳子髎
按摩手法：指压
按摩时间：1分钟
按摩力度：★★

→ step 2
按摩部位：睛明
按摩手法：指压
按摩时间：1分钟
按摩力度：★★

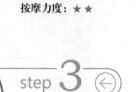

step 3 ←
按摩部位：攒竹
按摩手法：指压
按摩时间：1分钟
按摩力度：★★

→ step 4
按摩部位：肝俞
按摩手法：按揉
按摩时间：1分钟
按摩力度：★★★

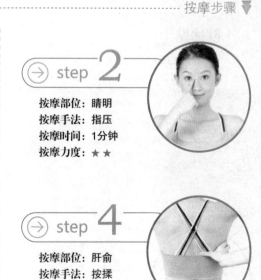

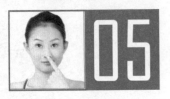

05 头发干枯没有光泽

病症概述 头发干枯是指头发失去水分和油脂的滋润，而导致头发干枯易折断，发尾出现分叉现象。长期睡眠不足和疲劳过度，吸烟过多，某些疾病的伤害，如贫血、低钾均会造成头发干枯。

病理病因 头发的生长有赖于精血的滋养，发为血之余，又为肾之外华、心主血、肾藏精，因此头发的润泽与否，和心肾功能有着非常密切的关系，要保持头发的光亮、柔顺，关键是要保持人体脏腑气血充沛，经络通畅。

 对症按摩 | 精确取穴 ▶

健康贴士

要时常按摩头皮，每次 5 ~ 8 分钟，帮助头皮松弛舒压，促进头皮的血液循环正常，同时也可以减少头皮屑的残留。

定期更换洗发精品牌，减少抗药性形成或化学物质累积残留的问题。

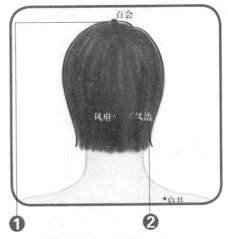

❶ 百会
位于头部，当前发际正中直上5寸，或两耳尖连线中点处。

❷ 风池
位于后颈部，后头骨下，两条大筋外缘陷窝中，相当于与耳垂齐平。

按摩步骤 ▼

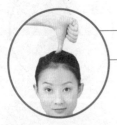

step 1 ←

按摩部位：百会
按摩手法：按揉
按摩时间：1分钟
按摩力度：★★★

→ step 2

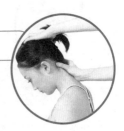

按摩部位：风池
按摩手法：按揉
按摩时间：1分钟
按摩力度：★★

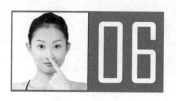

HEI BAN

06 黑斑

病症概述	黑斑又称蝴蝶斑，是多见于中青年女性脸部色素沉着性皮肤病。主要为黄褐色或深褐色斑点，常对称于颜面颧部及颊部而呈蝴蝶形，也可扩散至前额、鼻、口或颊部。
病理病因	妊娠期或是长期使用避孕药物的女性，由于体内雌性激素分泌增多，刺激皮肤黑色素细胞，致使黑色素产生增加。肝脏的代谢功能较差的患者，因为内分泌障碍，会形成黑色素沉淀。有些食品含汞、含铜、含银等重金属，多食都会形成黑斑。

对症按摩 | 精确取穴 ▶

 健康贴士

多吃天然食品，尤其是含有丰富维生素C的水果，例如柠檬、橙子、橘子、葡萄、奇异果等可以淡化斑点，将细胞自由基离子中和。

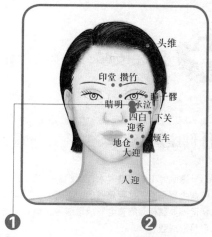

头维
印堂 攒竹
睛明 承泣 瞳子髎
四白 下关
迎香 颊车
地仓
大迎
人迎

❶ 承泣
面部，瞳孔直下，眼球与眼眶下缘之间。

❷ 四白
面部，双眼平视时，瞳孔正中央下约2厘米处。

按摩步骤 ▼

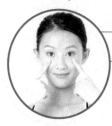

step 1 ←
按摩部位：承泣
按摩手法：指压
按摩时间：1分钟
按摩力度：★★

→ step 2
按摩部位：四白
按摩手法：指压
按摩时间：1分钟
按摩力度：★★

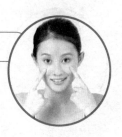

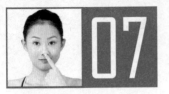

YAN DAI

07 眼袋

病症概述　一般来讲，成年人，尤其是女性，在25~30岁就会生出眼袋。这多半是脂肪堆积的结果。

病理病因　中老年人，上、下眼睑部组织膨大突出，眼睛四周的肌肉逐渐松弛、老化，使得肌肉衰弱无力、缺乏弹性，造成眼皮组织缩垮形成眼袋。除了年纪以外，心理压力过大、生活苦恼、思绪紊乱、极度悲伤、倦怠等使身体机能衰减，会形成眼袋。另外睡前喝水，第二天也容易造成眼部浮肿。

对症按摩 ｜ 精确取穴 ▶

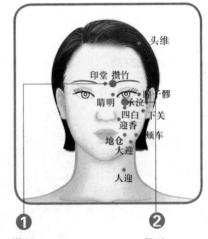

健康贴士

睡眠时不要大量喝水，睡眠时间要符合生理周期，且要足够的睡眠时间。切记不要熬夜，熬夜会形成黑眼圈，更容易形成眼袋。

❶ 攒竹
面部，眉头陷中，眶上切迹处。

❷ 承泣
人体面部，瞳孔直下，眼球与眶下缘之间。

按摩步骤 ▼

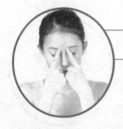

step 1 ←

按摩部位：攒竹
按摩手法：按揉
按摩时间：1分钟
按摩力度：★★

→ step 2

按摩部位：承泣
按摩手法：按揉
按摩时间：1分钟
按摩力度：★★

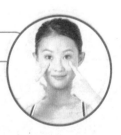

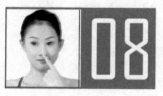

JIU ZAO BI

08 酒糟鼻

○
病症概述

　　酒糟鼻俗称"红鼻头"，患者鼻部发红，上起栗疹脓疱，状如酒糟。酒糟鼻是一般老年人会发生的皮肤疾病，是因为鼻子周遭的血管粗大、变形、扭曲以及发炎而造成的一种症状。

○
病理病因

　　西医认为，螨虫是本病发生的主要原因，另外，胃肠功能紊乱、内分泌障碍及嗜酒等也可引发本病。有些患者属于油性皮肤，过度的分泌油脂，加上平常油类、炸类食品食用过量，导致肝火上升，热毒积聚在皮肤上，加上不良的生活习惯，例如喝酒、抽烟等，最后导致发生了酒糟鼻的症状。

➕ **对症按摩** │ 精确取穴 ▶

健康贴士

　　经常用温水清洗脸部，不宜用太过碱性的肥皂，可选用硫黄香皂。戒烟酒，少食或禁食辛辣及油腻的食物。多吃水果、蔬菜，保持大便畅通。

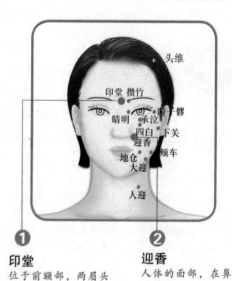

头维
印堂 攒竹
睛明 承泣 瞳子髎
四白 下关
迎香
地仓 颊车
大迎
人迎

❶
印堂
位于前额部，两眉头间连线与前正中线之交点处。

❷
迎香
人体的面部，在鼻翼旁开约1厘米皱纹中。

按摩步骤 ▼

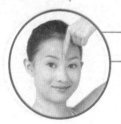

step 1 ←

按摩部位：印堂
按摩手法：推法
按摩时间：1分钟
按摩力度：★★

→ step 2

按摩部位：迎香
按摩手法：按揉
按摩时间：1分钟
按摩力度：★★

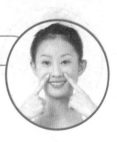

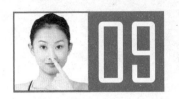

BAI FA

09 白发

○ **病症概述**	年龄不到40岁，头发就由黑变白，俗称"少年白"。白头发的产生是因为头皮上毛囊的黑色素老化或不足，无法持续提供头发黑色素，而形成了白发的症状。
○ **病理病因**	少年白除了先天的遗传以外，其中压力过大、疲劳熬夜、用脑过度、头皮受过伤害、情绪容易紧张焦虑，都会有出现白发的可能。甲状腺功能减退、恶性贫血都可能是引起白发的原因。此外，粗糙的染发药剂，容易引起过敏而造成白发。

 对症按摩 | 精确取穴 ▶

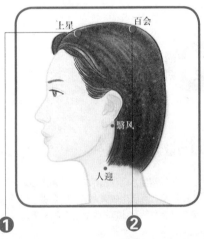

上星　　百会

翳风

人迎

健康贴士

　　饮食要摄取营养，需要含有锌、铜的食物，例如黑芝麻、黑葡萄、黑豆、黑麦、何首乌等。平常要多补充蛋白质、碱性食物，尽量少吃酸性食物，以免刺激身体，加速细胞的老化。若要染发要使用植物性染发剂，减少对头发的刺激伤害。

❶
上星
位于人体的头部，当前发际正中直上1寸。

❷
百会
位于头部，当前发际正中直上5寸，或两耳尖连线中点处。

按摩步骤 ▼

- - - - - - - - - - - - - - - - - - - -

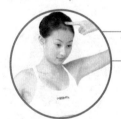

step 1 ←

按摩部位：上星
按摩手法：指压
按摩时间：1分钟
按摩力度：★★★

→ step 2

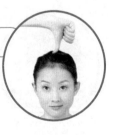

按摩部位：百会
按摩手法：指压
按摩时间：1分钟
按摩力度：★★★

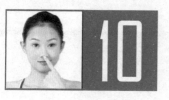

TUO FA

10 脱发

○
病症概述

　　此症状的患者脱发区域的头皮光滑发亮，没有发炎性发红、鳞屑及斑痕。大多数的患者，仅有一块或数块的脱发区域，也有少数的严重患者，在脱发区域逐渐陆续扩大，甚至全部头发脱落，称为"全秃"。

○
病理病因

　　中医认为本病多由血虚受风，风盛血燥，发失所养所致，并与情感所伤有关。正常人一天落发50~100根，如果因为压力、生活习惯而每日落发超过100根就要调整，长期如2~3月都这样，就有秃头的征兆。

对症按摩 | 精确取穴 ▶▶

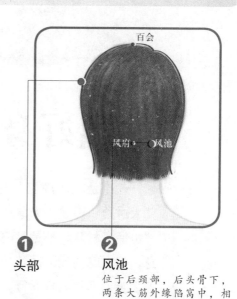

百会

风府 ○ 风池

❶ 头部

❷ 风池
位于后颈部，后头骨下，两条大筋外缘陷窝中，相当于与耳垂齐平。

📎 **健康贴士**

　　可用生姜片擦揉脱发部位，使头皮发热变红，每日两次刺激头发生长；多补充蛋白质，如低脂牛奶、蛋类，并且维持维生素的摄取，尤其是维生素A、维生素B5、维生素C、维生素E；最久两天洗头一次，保持头发的清洁。

按摩步骤 ▼

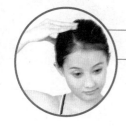

step **1** ←

按摩部位：头部
按摩手法：抓捏
按摩时间：1分钟
按摩力度：★★

→ step **2**

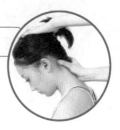

按摩部位：风池
按摩手法：按揉
按摩时间：1分钟
按摩力度：★★

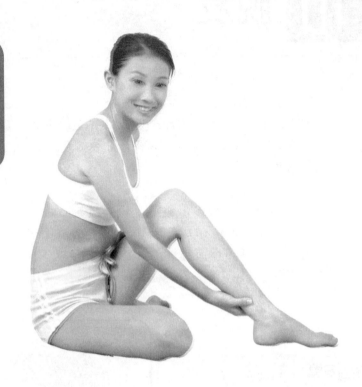

第 12 章

按出好身材的减肥穴

无论是"小腹婆"还是"虎背熊腰",无论是"大饼脸"还是"大象腿",无论是"飞机场"还是"水桶身材",都是影响玲珑身材的大问题。按摩塑身,相比吃药或上医院抽脂来说,不仅免去了吃药开刀之苦,而且简单易行。本章对从头到脚的身材问题都提供了穴位按摩的方法,帮助爱美女士塑造"S"形身材。

本章看点

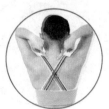
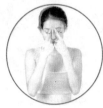
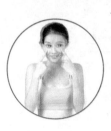
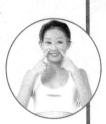

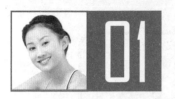

01 小脸秀气

XIAO LIAN XIU QI

病症概述	对于爱美的女性来说，庞大的"大饼脸"也是美丽的重大障碍，纵使是个美人胚子，美丽的眼睛也有可能被多余的赘肉挤得变形。
病理病因	脸形大部分是遗传上一代，有方脸、圆脸、瓜子脸等，主要构造是骨架的不同，搭配脸部肌肉的组织，最后决定脸部的样子。由于浮肿或者脂肪堆积的原因，面部及下颌部往往会有很多赘肉，形成"大饼脸"。

对症按摩 | 精确取穴 ▶

健康贴士

要持之以恒地进行脸部按摩，促进脸部的血液循环。按摩要速度缓慢，动作沉稳，力道适中。减少油炸、熏烤、刺激、重口味的食品。

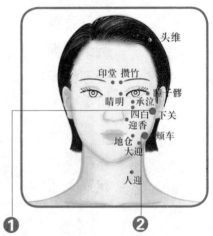

头维
印堂 攒竹
睛明 承泣 瞳子髎
四白 下关
迎香 颊车
地仓
大迎
人迎

❶ 下关
面部耳前方，当颧弓与下颌切迹所形成的凹陷中。

❷ 颊车
头部侧面下颌骨边角上，向鼻子斜方向约1厘米处的凹陷中。

按摩步骤 ▼

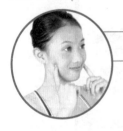

step 1 ←

按摩部位：下关
按摩手法：示指指按
按摩时间：1分钟
按摩力度：★★★

→ step 2

按摩部位：颊车
按摩手法：按揉
按摩时间：1分钟
按摩力度：★★

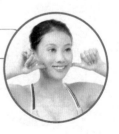

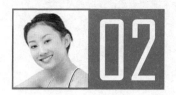

02 XIA BA JIAN JIAN
下巴尖尖

病症概述	有的人不用低头，双下巴也非常明显。尽管有人说这是一种"富有"的象征，但给人的感觉并不美。只要勤劳地做下巴指压运动，一定可以消除双下巴，恢复优雅的下巴。
病理病因	双下巴是令许多人烦恼的问题，年龄增长、缺乏运动都有可能导致下巴肌肉松弛、脂肪积聚过多而造成双下巴。松弛的双下巴，以按摩治疗效果最好，不但能消除脂肪，还能使脸部血液循环良好，此外还可以活化、分解下颌的脂肪、消耗热量。

 对症按摩 | 精确取穴 ▶

健康贴士

在洗脸时用冷水拍下巴也有助于肌肉收缩，再配合穴道指压法，效果更佳。多吃纤维类蔬果，有助于帮助消化，降低脂肪的残留。

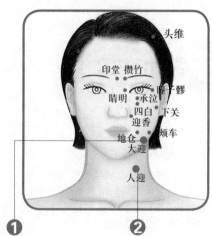

❶ 大迎
人体的头部侧面下颌骨部位，嘴唇斜下、下巴骨的凹处。

❷ 人迎
颈部，喉结旁，胸锁乳突肌的前缘，颈总动脉搏动处。

按摩步骤 ▼

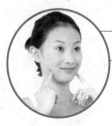

step 1 ←
按摩部位：大迎
按摩手法：示指指压
按摩时间：1分钟
按摩力度：★★

→ step 2
按摩部位：人迎
按摩手法：示指指按
按摩时间：1分钟
按摩力度：★★

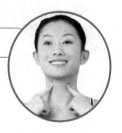

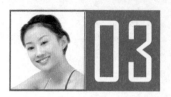

JING BU XIU MEI

03 颈部秀美

○ **病症概述**

　　脖子的保养常为女性所忽视，特别是平时不注意运动或长期伏案工作的女性，随着年龄的增长，脖子的皮肤、肌肉很容易松弛、衰老，出现许多皱纹，脂肪也较容易堆积，以致影响脖子的美观，甚至引起颈、肩疼痛等病症。

○ **病理病因**

　　颈部肌肤的厚度只有脸部的2/3，而且胶原蛋白含量也比较少，如果缺乏适当的护理，很容易出现缺水、粗糙、黯沉、松弛和细纹。一天当中无数次地抬头、低头，还要承受头部的重量，颈部皮肤更容易加速老化。如果平时坐姿"固定"，缺乏运动，体重增加，脖子的纹路就会提早出现。

 对症按摩 ｜ 精确取穴 ▶

健康贴士

　　脖子按摩时，力道要轻柔、缓慢；防晒工作也要兼顾到脖子；不要再贪恋柔软的高枕，那会加重你的颈部皱纹；杜绝颈部夹着电话筒的坏习惯。

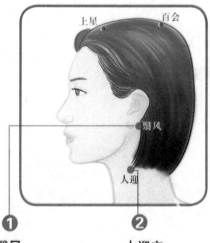

上星　　百会

翳风

人迎

❶ **翳风**
耳垂后耳根部，颞骨乳突与下颌骨下颌支后缘间凹陷处。

❷ **人迎穴**
颈部，喉结旁，胸锁乳突肌的前缘，颈总动脉搏动处。

按摩步骤 ▼

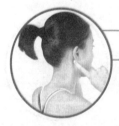

step 1 ←

按摩部位：翳风
按摩手法：点揉
按摩时间：1分钟
按摩力度：★★

→ step 2

按摩部位：人迎
按摩手法：按揉
按摩时间：1分钟
按摩力度：★★

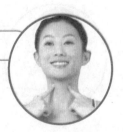

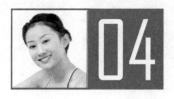

MEI LI XIANG JIAN

04 美丽香肩

◯ **病症概述**	女人最美的部位，是在脖子和肩膀间的优美曲线。但是日常生活中，好多身材不胖的女性就是因为"虎背熊腰"而被列入肥胖家族的行列，也就告别了吊带、露背装……
◯ **病理病因**	对于肩膀来说，我们用它做几乎所有推拉提东西的运动，因此肩膀也是容易堆积赘肉的地方。许多肥胖的人肩膀到背部之间，堆积了许多脂肪肥肉，变成"腰圆肩粗"。渐渐地，肥胖者的肩膀关节开始不灵活，手臂也开始变粗、变形、松弛。肩膀的赘肉不仅使女性丧失美丽身材，更是为健康埋下隐患。

 对症按摩 | 精确取穴 ▶

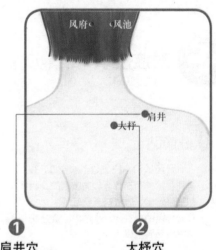

风府 风池

●肩井
●大杼

❶ 健康贴士

按摩时，左手按摩右肩井、右手按摩左肩井，而大杼穴的按摩则是右手按摩右大杼，左手按摩左大杼。而且都应分别进行。按摩力度应由轻到重，逐渐增加，使穴位有疼胀感。

❶
肩井穴
大椎与肩峰端连线的中点，即乳头正上方与肩线交接处。

❷
大杼穴
第一胸椎棘突下旁开1.5英寸。

按摩步骤 ▼

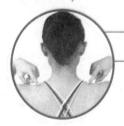

step 1 ⊖

按摩部位：肩井
按摩手法：中指按压
按摩时间：2分钟
按摩力度：★★★

⊖ step 2

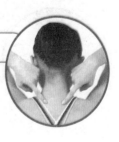

按摩部位：大杼
按摩手法：示指指压
按摩时间：2分钟
按摩力度：★★★

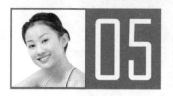

XIONG BU FENG MAN

05 胸部丰满

病症概述

　　胸部"伟大"是许多女性的梦想，不管任何秘方，都要以不伤害身体为最佳选择。胸部保健按摩能刺激雌激素分泌、促进乳腺发育、肌肉发达，减少乳房周围的脂肪堆积。

病理病因

　　除了身体老化，正常女性乳房较小的原因是发育时所吸收的营养不足，青春发育期比正常人晚、激素分泌不正常、缺乏按摩刺激。睡眠时尽量不要趴着，以免压迫胸部的发育。侧睡比较容易丰胸，想要丰胸的人可以经常侧睡，不过睡压在下方的胸部会比较小。

 对症按摩 | 精确取穴 ▶▶

健康贴士

　　月经后11~13天是丰胸吉日，发育期尽量多补充含有较高激素的食物如豆浆、木瓜、蛋奶类食品等。选择穿着舒适的内衣，过小的内衣会让胸部发育受到阻碍。

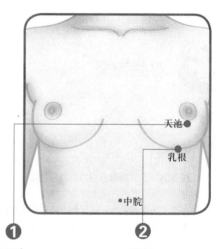

天池
乳根
中脘

❶

天池
在腋下3寸，乳中穴1寸处。

❷

乳根
人体胸部，乳头直下，乳房根部，当第五肋间隙，距前正中线4寸处。

按摩步骤 ▼

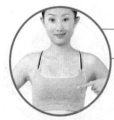

step 1 ←

按摩部位：天池
按摩手法：按揉
按摩时间：20次
按摩力度：★★★

→ step 2

按摩部位：乳根
按摩手法：按揉
按摩时间：20次
按摩力度：★★★

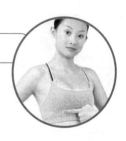

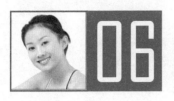

FU BU PING TAN

06 腹部平坦

病症概述

迈入中年，之后许多女性都是"大腹便便""松弛下垂"。成为"小腹婆"，弯腰发现肚子出现游泳圈，感觉体重增加走路比以前疲劳，每次运动一下子就感到疲惫不堪。

病理病因

"大腹便便""啤酒肚""小腹婆"，都是腹部过于臃肿，不但影响身材的美观，日常行动也会感到比较疲惫，最可怕的是容易引发许多疾病。按摩是消除腹部多余脂肪的最好方法，可以让松弛的腹部变得结实。

 对症按摩 | 精确取穴 ▶

健康贴士

"4多、5少、2定"：多吃纤维蔬果、多喝水、多动、多按摩；少糖、少油、少盐、少辣、少炸；定时、定量；洗澡前做20个仰卧起坐，可以帮助瘦身。

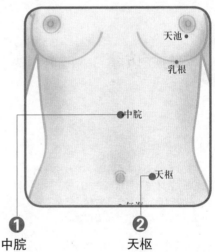

天池
乳根
●中脘
●天枢

❶ 中脘
在上腹部，前正中线上，脐中上4寸。

❷ 天枢
腹中部，平脐中，距脐中2寸处。

按摩步骤 ▼

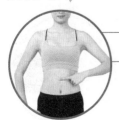

step 1 ←

按摩部位：中脘
按摩手法：指压
按摩时间：2分钟
按摩力度：★★

→ step 2

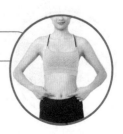

按摩部位：天枢
按摩手法：指压
按摩时间：2分钟
按摩力度：★★★

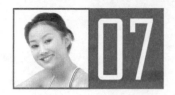

KE AI TUN BU

可爱臀部

病症概述	臀部可分为下垂型、适中型、上翘型。其中适中型与上翘型都表示臀部较高，属于健美型。健美的臀部，大小适中，臀位属于适中型和上翘型。而体积瘦小或肥大，臀位下垂都属不健美。
病理病因	性感的臀部，当然应该要结实、富有弹性、流线漂亮、不要太大，才能展现迷人的自信风采。许多上班族，因为长期坐在办公室或椅子上，缺乏运动，导致骨盆渐渐变大，屁股赘肉增加，缺乏弹性，最后只剩下两大块的脂肪，呈现松垮、扁平等情况。

 对症按摩 | 精确取穴 ▶▶

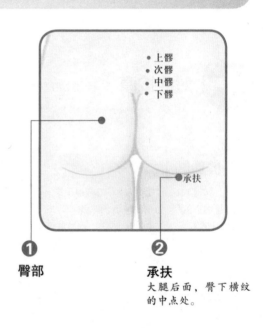

- 上髎
- 次髎
- 中髎
- 下髎

● 承扶

❶ 臀部

❷ 承扶
大腿后面，臀下横纹的中点处。

健康贴士

减少高热量、高胆固醇、高动物性脂肪的摄取，才能早日摆脱"大屁股"的困扰。按摩时患者需将全身放松，尽量不要出力，才能发挥指压的按摩疗效。

按摩步骤 ▼

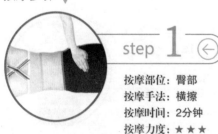

step 1 ←

按摩部位：臀部
按摩手法：横擦
按摩时间：2分钟
按摩力度：★★★

→ step 2

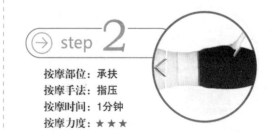

按摩部位：承扶
按摩手法：指压
按摩时间：1分钟
按摩力度：★★★

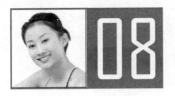

XIAO TUI JIAN MEI

08 小腿健美

○ 病症概述	小腿如果不够健美，最常出现就是俗称的萝卜腿，形成的原因有很多，有的是长期小腿部分受力，有的是家族有心血管的疾病史，有的是饮食方面的习惯控制不当。
○ 病理病因	因为长期站立会增加足部的负担，血液都累积在下半身，造成血液回流的困难，容易形成腿部浮肿，如果不处理，就更容易形成静脉曲张的疾病。足部长期站立的职业有教师、专柜营业员、交通警察、仓储人员等，这些人员都更容易小腿粗壮。

 对症按摩 | 精确取穴 ▶▶

健康贴士

长时间站立的人，可以穿小腿袜紧实小腿，回家用热水敷泡，让肌肉组织放松；睡眠前可以做抬腿的动作，减少让腿部的血液回流循环减少疼痛。

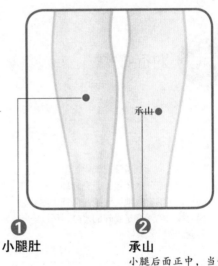

承山●

❶
小腿肚

❷
承山
小腿后面正中，当伸直小腿和足跟上提时腓肠肌肌腹下出现凹陷处。

按摩步骤 ▼

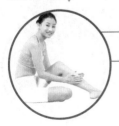

step 1 ⟵

按摩部位：小腿肚
按摩手法：横擦
按摩时间：5分钟
按摩力度：★★★

⟶ step 2

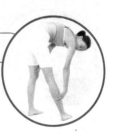

按摩部位：承山
按摩手法：按揉
按摩时间：2分钟
按摩力度：★★★

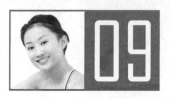

DA TUI XIU CHANG

09 大腿修长

病症概述	大腿过胖的人，走路时大腿内侧赘肉都会互相摩擦，大腿处不仅觉得拥挤闷热，还常被灼伤擦。
病理病因	运动量太少，再加上红色性的肉类，尤其是动物脂肪食品等摄入量过多，导致赘肉和脂肪的堆积。消除大腿赘肉有多种方式，每种方式都有特色，指压穴道按摩，不仅非常有效，还非常健康。

 对症按摩 | 精确取穴 ▶

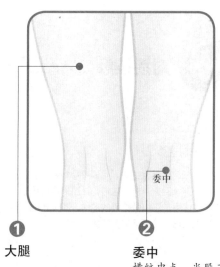

健康贴士

多去游泳池游泳,建议使用蛙式泳姿,因为大腿在伸张游走时,充分地张开以及收缩,能够有效地让大腿内侧赘肉去除,因为接触的媒介是柔软的水分,所以不担心会受伤。

❶ 大腿

❷ 委中
横纹中点，当股二头肌腱与半腱肌肌腱的中间。

按摩步骤 ▼

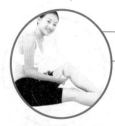

step 1 ←
按摩部位：大腿
按摩手法：擦法
按摩时间：5分钟
按摩力度：★ ★ ★

→ step 2
按摩部位：委中
按摩手法：指压
按摩时间：2分钟
按摩力度：★ ★ ★

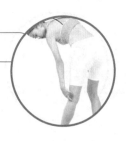

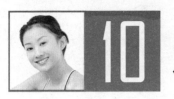

ZU HUAI MEI LI

10 足踝美丽

病症概述	由于足踝关节，长期支撑身体重量，一般人又很少注意足踝的保养，一旦长期地施压，最后就会发生足踝的病变。足踝最常遇到的就是扭伤。
病理病因	走路不小心踩到凹凸不平的地上，或跑步运动时姿势不正确却出力过大，都可能造成足踝受伤。足踝缺乏照顾也会引发静脉曲张，就是大腿、小腿、足踝都会浮现青筋，除了不美观，也有碍于身体的血液循环。比较严重的静脉曲张，会造成酸痛不止、破皮、溃疡等。

 对症按摩 | 精确取穴 ▶▶

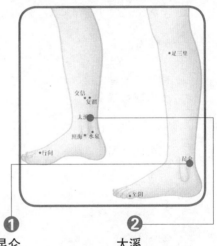

🔖 健康贴士

按摩时动作轻缓，用力适当均匀。长时间站立的人，要用热水敷泡，让脚肌肉组织放松。睡眠时可以做抬腿的动作，让腿部的血液回流循环减少疼痛。

❶ 昆仑
在外踝后方，当外踝尖与跟腱之间的凹陷处。

❷ 太溪
足内侧，内踝后方与脚跟骨筋腱之间的凹陷处。

按摩步骤 ▼

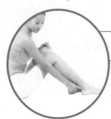

step 1 ←

按摩部位：昆仑
按摩手法：指压
按摩时间：3分钟
按摩力度：★★

→ step 2

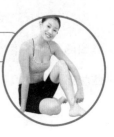

按摩部位：太溪
按摩手法：指压
按摩时间：3分钟
按摩力度：★★

常用骨度分寸表

分部	起止点	常用骨度	度量法	说明
头部	前发际至后发际	12寸	直寸	如前后发际不明，从眉心量至大椎穴作18寸，眉心至前发际3寸，大椎穴至后发际3寸
	耳后两完骨（乳突）之间	9寸	横寸	用于量头部的横寸
胸腹部	天突至歧骨（胸剑联合）	9寸	直寸	1.胸部与胁肋部取穴直寸，一般根据肋骨计算，每一肋骨折作1寸6分 2."天突"指穴名的部位
	歧骨至脐中	8寸		
	脐中至横骨上廉（耻骨联合上缘）	5寸		
	两乳头之间	8寸	横寸	横寸胸腹部取穴的横寸，可根据两乳头之间的距离折量。女性可用左右缺盆穴之间的宽度来代替两乳头之间的横寸
背腰部	大椎以下至尾骶	21寸	直寸	背部腧穴根据脊椎定穴。一般临床取穴，肩胛骨下角相当第七（胸）椎，髂嵴相当第16椎（第4腰椎棘突）
	两肩胛骨脊柱缘之间	6寸	横寸	
上肢部	腋前纹头（腋前皱襞）至肘横纹	9寸	直寸	用于手三阴、手三阳经的肌度分寸
	肘横纹至腕横纹	12寸		
侧胸部	腋以下至季胁	12寸	直寸	"季胁"指11肋端
侧腹部	季胁以下至髀枢	9寸	直寸	"髀枢"指股骨大转子

分部	起止点	常用骨度	度量法	说明
下肢部	横骨上廉至内辅骨上廉（股骨内髁上缘）	18寸	直寸	用于足三阴经的骨度分寸
	内辅骨下廉（胫骨内髁下缘）至内踝高点	13寸		
	髀枢至膝中	19寸	直寸	1. 用于足三阳的骨度分寸 2. "膝中"的水平线：前面相当于犊鼻穴，后面相当于委中穴
	臀横纹至膝中	14寸		
	膝中至外踝高点	16寸		
	外踝高点至足底	3寸		

[附注] 根据《灵枢·骨度》篇记载：发以下至颐长一尺，两颧之间相去七寸，结喉以下至缺盆中长四寸，足长一尺二寸等。现代临床折量，多以自然标志取穴，或以手指同身寸代之。

老子按摩法

第1式	坐式，双手重按大腿，左右扭转身体14遍。
第2式	坐式，双手按大腿，左右扭转两肩14遍。
第3式	坐式或立式，双手抱头，左右扭转腰部14遍。
第4式	坐式或立式，左右摇头14遍。
第5式	坐式或立式，一手把头，另一手托膝，弯腰伸直3遍，左右相同。
第6式	坐式或立式，双手托头，上举3遍。
第7式	坐式，一手托头，另一手托同侧膝关节向上抬3遍，左右相同。
第8式	坐式或立式，双手挽头向下，顿足3遍。
第9式	坐式或立式，双手相握，绕过头顶，向左右拉伸3遍。
第10式	坐式或立式，双手交叉放于胸部，前推后拉3遍。
第11式	坐式或立式，双手交叉，按摩胸前3遍。
第12式	坐式或立式，曲腕、肘，以肘部击肋部，左右各3遍。
第13式	坐式或立式，左手前、右手后，或者左手后、右手向前伸拔，左右各3遍。
第14式	坐式或立式，单手拉脖颈3遍，左右相同。
第15式	坐式，左手手背放在同侧膝上，右手拉左肘，使左手翻转，让掌心放在右膝上，再翻回原状，左右换手各做3遍。
第16式	坐式或立式，用一只手上下摸遍另一侧的肩部，左右相同。
第17式	坐式或立式，双手握空拳虚击3遍。
第18式	坐式或立式，两臂向两侧振抖，掌心向上与向下各3遍。
第19式	坐式或立式，双手交叉，反复搅动，各7遍。
第20式	坐式或立式，双手来回摩擦扭转3遍。
第21式	坐式或立式，双手向后摇3遍。
第22式	坐式或立式，双手交叉于背后，肘关节上下反复扭转数遍，期间闭住吸气只呼出10次。
第23式	坐式或立式，双手向前上方向做伸举动作3遍。
第24式	坐式或立式，双手向下顿，做3遍。

第25式	坐式或立式，双手十指交叉，从头上绕过，左右拨伸胁肋，各做10遍。
第26式	坐式或立式，双手握拳，反手于背上，用拳摩擦脊背，从上往下和从下往上，各做3遍。
第27式	坐式或立式，双手互握于背后，做前俯、挺直脊背动作，各做3遍。
第28式	坐式或立式，用一只手手掌握住另一只手腕部，腕关节内收、外展动作左各做3遍。
第29式	坐式或立式，两手掌心向下，向前，上举下落，各做3遍。
第30式	坐式或立式，两臂抬起，掌心向下，两手横向交叉分开，做3遍。
第31式	坐式或立式，两臂外展伸直，掌心向下，抬臂向上回落，做3遍。
第32式	坐式或立式，以一手自上而下拍打另一手至热。
第33式	坐式，用右手托左脚并放松，用左手自上而下按压左腿和左脚，然后做伸脚动作3遍，换对侧手脚做同样动作。
第34式	坐式或立式，两脚前后转动，交替进行，各做3遍。
第35式	坐式或立式，两脚左右转动，交替进行，各做3遍。
第36式	坐式或立式，两脚再前后转动，交替进行，各做3遍。
第37式	立式或坐式，两腿交替着做伸直动作，各做3遍。
第38式	坐式或立式，交替扭转大腿，左右各做3遍。
第39式	立式，两条腿交替着外展、内收，做3遍。
第40式	坐式，以手拍打腿脚致热，用以治疗腿脚寒冷。
第41式	坐式或立式，扭转大腿数遍；然后顿脚3遍，左右交替进行。
第42式	立式，两脚后伸，交替进行，做3遍。
第43式	如虎蹲踞，左右扭肩，各做3遍。
第44式	坐式或立式，一只手做上托动作，同时另一只手做下按动作，左右交替各做3遍。
第45式	坐式或立式，让双手何肩背做如同推山、负重、拔树木的姿势，左右各做3遍。
第46式	坐式或立式，放松两手，交替前后伸直，各做3遍。
第47式	坐式或立式，放松伸展两手和两膝，各做3遍。
第48式	坐式，伸直放松双脚，双手伸、顿，做3遍。
第49式	坐式或立式，脊背向内向外转动，各做3遍。